脑卒中神经康复治疗策略

张巧俊 审核

（日）手塚 纯一 增田 司 著

屈秋民 译

U0304211

陕西新华出版

陕西科学技术出版社

Shaanxi Science and Technology Press

西安

图书在版编目（CIP）数据

脑卒中神经康复治疗策略 /（日）手塚 纯一，（日）增田 司著；屈秋民译 . — 西安：陕西科学技术出版社，2024.1
ISBN 978-7-5369-8823-1

Ⅰ . ①脑… Ⅱ . ①手… ②增… ③屈… Ⅲ . ①脑血管疾病－康复 Ⅳ . ① R743.09

中国国家版本馆 CIP 数据核字 (2023) 第 188483 号

著作权合同登记号：25-2023-264

脑卒中神经康复治疗策略
NAOCUZHONG SHENJING KANGFU ZHILIAO CELUE

（日）手塚 纯一　增田 司　著　屈秋民　译　张巧俊　审核

责任编辑	付　琨　侯志艳
封面设计	萨木文化

出 版 者	陕西科学技术出版社 西安市曲江新区登高路1388号陕西新华出版传媒产业大厦B座 电话（029）81205187　传真（029）81205155　邮编710061 http://www.snstp.com
发 行 者	陕西科学技术出版社 电话（029）81205180　81206809
印　　刷	西安市久盛印务有限责任公司
规　　格	889mm×1194mm　　16开本
印　　张	14.25
字　　数	365千字
版　　次	2024年1月第1版 2024年1月第1次印刷
书　　号	ISBN 978-7-5369-8823-1
定　　价	118.00元

内容简介

读者朋友们，你们是否思考过"共济失调"百分之百等于"小脑障碍"？阅览右边的索引可以看到，共济失调不仅仅是小脑障碍。本书中，症状索引如下：如果您负责"运动麻痹"的患者，请根据"运动麻痹"索引翻阅对应颜色的页码；如果您想了解关于"步行障碍"的内容，请根据"步行障碍"索引翻阅对应颜色的页码。

本书目录中虽然对脑的相关结构在序章中有记载，但是通过活用这个索引，可以查阅各个症状。还有，在意识到其他可能出现症状的部位时，活用目录和索引，或许会有新的发现。

作者简介

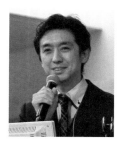

手塚 纯一（てづか じゅんいち）

幸福鹤见（さいわい鶴見）医院康复科科长，2002 年毕业于日本国立疗养院东京医院附属康复学院，同年入职京林大学附属医院，并参与创办了专门为理疗师设立的脑卒中中心。2007 年开始在川崎幸医院从事急性期临床工作。他认为循环系统、呼吸系统的知识对于脑卒中理疗必不可少，并取得了心脏康复指导师、"呼吸治疗师"的资格。自从获得神经专业理疗师资格以来，他多次担任座谈会和研讨会讲师，并负责撰写书籍。2016 年担任现职至今，一直从事临床工作。他的目标是成为一名专业的全科医生，在临床中不仅针对脑卒中，而且希望从急性期的循环器、呼吸器和运动器到随访，都能够贡献自己的力量。

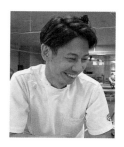

增田 司（ますだ つかさ）

国际医疗福祉大学三田医院康复室主任，1999 年毕业于关西医疗学院专科学校，同年入职大隈（おおくまリ）康复医院，迈出了理疗师的第一步。2002 年开始，他在东京都康复医院理疗科主要从事脑卒中临床工作，同时也勤勉于研究活动和教育活动。2017 年起在康复板桥医院参与恢复期康复医院的设立。自 2019 年获得在职认证理疗师（脑卒中）资格以来，一直担任座谈会和认证理疗师病例报告审查员，夜以继日地在临床现场中坚持不懈地为患者服务。

翻译组人员

译：屈秋民

审核：张巧俊

翻译校核：侯志艳　倪献策

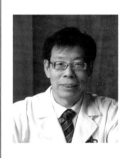

译者简介

屈秋民，西安交通大学第一附属医院神经内科教授、一级主任医师、博士研究生导师，西安交通大学医学部名医，2004 年于日本北海道大学获得医学博士学位，2006 年于美国加州大学洛杉矶分校完成博士后研究，1997 年开始从事认知障碍诊疗和研究工作，2007 年牵头成立了西安交通大学第一附属医院记忆障碍门诊，先后被评为"全国记忆门诊培训基地（2012 年）""国家核心高级认知中心（2022 年）""认知障碍疾病诊疗能力培训基地（2023 年）"等，在认知障碍及帕金森病诊治和研究方面积累了丰富经验。参加了我国多部痴呆及认知障碍诊治指南及专家共识的编写。2010 年起，牵头举办国家继续医学教育项目《认知障碍临床技能培训及诊治进展学习班》，迄今已经 12 期；2019 年牵头成立了西北地区"hhc"认知学院和陕西省认知障碍疑难病例会诊中心，在认知障碍疾病的教学和培训方面颇有体会。先后承担国家自然科学基金、陕西省重点研发计划等科研课题 30 余项，发表论文 130 余篇，获得科研成果 4 项，培养硕士 65 名，博士 16 名。

序 一

神经康复是针对神经系统疾患所致的运动、感觉等功能障碍的患者，开展康复评定和康复治疗，其中最常见和最具代表性的疾病是脑卒中。脑卒中是当今全球发病率和致残率最高的疾病，脑卒中后的康复涉及多个学科，患者功能的改善及其程度取决于专业人员对脑结构的熟悉情况，尤其要熟悉脑结构与功能之间的关联。

熟悉神经解剖是掌握神经系统结构与功能的重要基石，神经解剖学与临床紧密联系。神经解剖学是神经康复学的基石，神经损伤后功能障碍的发生机制、康复目标的制定、康复预后判断、康复评定和康复治疗等都与神经解剖密不可分。因此，没有掌握神经解剖学和神经病学知识的康复专业人员，很难成为优秀的康复医生和康复治疗师。长期以来，由于脑结构的微妙性、各神经环路的复杂性，脑卒中后的诸多功能障碍往往令康复专业人员束手无措。此时，如果手边有一本删繁就简、直观明了并紧密结合临床神经解剖学特点的康复专业参考书，将会起到事半功倍之功效！

本书以独特的排版风格展示了精准的脑部结构及其与之对应的影像学插图，对解剖结构、相关神经传导束、神经环路进行简明扼要的阐述，深入浅出地剖析了与之相关的功能障碍。全书配有大量清晰的解剖学和脑影像图片，介绍了神经解剖学知识及其与脑卒中后功能障碍的产生、康复措施的制定之间的联系要点。每个章节都配有真实的脑卒中康复病例，通过病例教学的方法，贯通了从解剖定位到功能障碍的形成，再到康复方案的制订及康复目标的实施，可谓简明扼要，图文并茂，图随文走。这种新颖的编排既丰富了本书的内容，更有助于读者深刻理解章节中的重点内容。

笔者从事临床工作 40 年，从事神经康复 30 年，深感此书是一本难得的工作利器，可以作为康复医生和康复治疗师的案头常备，也可作为神经内科、神经外科和老年科、神经放射、神经病理医师临床、教学和科研工作的参考，更可供康复治疗专业师生在教学中学习参阅。

应本书的主审者，西安交通大学附属第二医院康复医学科张巧俊教授的邀请，欣然为本书作序！

燕铁斌

中山大学孙逸仙纪念医院

2023 年 3 月　广州

序 二

"什么时候会好？"

"能够走多远呢？"

前几天一位突然四肢麻痹的患者问道。

"如果你在康复方面全力以赴，肯定会比现在更好。我们一起努力！"

理疗师回答。

这位理疗师是 20 年前的我，面对这位患者的问题，我无法给出明确的答案，只能模棱两可地回答。但是对于这个练习的内容，它真的那么有效吗？对患者而言真的是好的方案吗？我仍然记得那时的我每天都在这样的质疑声中度过。对患者来说，脑卒中后的康复训练需长久坚持，这绝非易事。这种状态到底会持续多久？病情会恢复到什么程度？其实，让看不到希望和目标的人继续坚持下去困难重重。而为上述问题带来一束光的是吉尾雅春老师（现任千里康复医院副院长）的讲座。在这个讲座中，我们学习到了**脑影像**的诊断方法，也了解到即使是相同程度的麻痹，脑的损伤部位不同，预后也会不一样。而且大脑为了建立起高级机能，也需要连接多个部位的**神经系统**。例如，正常的执行机能不仅涉及前额叶皮质，还涉及尾状核、苍白球、丘脑的背内侧部和小脑的第 I 脚、第 II 脚。如果这些部位或连接它们的联系纤维中的任何一个地方受损，就会出现执行功能障碍。另外，根据损伤的部位不同，预后的不同，研究方法也不同。

在之后的大约 20 年里，我能够将所学活用于临床，并且与和我一样继续师从吉尾雅春老师并极其推崇其学术研究的益田司先生一起研究钻研。在本书中，我会将获得的知识和经验加以整理合并。

神经系统和脑影像是用于脑卒中康复的地图。

现在，处于疾病状态的患者和致力于脑卒中康复的治疗师通过阅读本书，将会明白引起这些症状的病因和疾病部位，以及需要采取什么样的方法、需要多久时间、可以恢复到什么样的程度，只有在明确这些问题的状态下才能开展康复治疗。并且，我真诚地希望患者和治疗师能够没有任何疑惑地投身于日复一日的康复训练，以享受新的人生。

最后，衷心感谢医学书院编辑部的金井真由子在本书出版之前长期以来对我们的大力支持。

2021 年 4 月

手塚 纯一

前 言

　　脑卒中（stroke）俗称中风，包括缺血性脑卒中（又称为脑梗死）和出血性脑卒中（脑实质出血、脑室出血以及蛛网膜下腔出血）2种，是大脑细胞和组织坏死的一种疾病，具有发病率、致残率、复发率和死亡率都高的特点。需要特别强调的是，随着医疗技术的发展，脑卒中患者的生命虽然无碍，却会留下严重的功能障碍，导致其日常生活不能自理，给家庭和社会带来沉重的负担。这些患者，只有采取积极的康复治疗，生活独立水平才能日渐提升，重新找回对生活的自信和改善生活状态的能力，才能回归家庭、重返职场、融入社会。目前各大医院积极开设康复科，开设康复专业的院校也在增多，在这样的大环境下，脑卒中患者将会享受到更好的康复治疗服务，得到更高质量的医疗服务。

　　在与医学书社商定图书版权引进的时候，本书独特的排版风格以及精美的插画吸引了我们的目光，其内容结构更是别出心裁。它以绘制一幅能使脑卒中患者康复的脑地图为目标，通过连接多个部位的神经系统以及脑影像找到受损的部位，明确疾病发生的部位。这是本书最大的亮点。对于大多数康复医师、康复治疗师、针灸推拿专业人员来说，神经系统结构非常深奥和复杂，而本书图文并茂，图随文走，文字言简意赅，图片一目了然，并且辅以清晰明了的流程图和表格，相信感兴趣的读者在阅读之后一定能够了然于目，有所收获。另外，本书专门在章节后面增添的知识拓展，既丰富了内容，也有助于读者进一步深刻理解章节中的一些重点内容。

　　本书共10个章节，包含序章、第1~8章以及终章。其中，序章简明扼要地概括了大脑的基本结构；终章在本书全文的基础上，为读者解释了为什么脑卒中患者可以通过康复治疗恢复的理论；第1~8章以神经康复内容为主，涵盖了认知、言语、运动康复、物理治疗和作业治疗，以及运动姿势调节控制等康复策略。在神经系统解剖领域，对运动区、脑干、小脑、丘脑、大脑基底核、大脑边缘系统、步行相关区神经系统的结构和功能加以阐述，为读者理解大脑结构带来新的视觉和角度。

　　作为神经康复的指导工具书，期望康复科医生、治疗师、护士及神经内外科、全科医学、老年科等专业人士，通过此书能够不断提升职业技能，为患者提供更好的医疗服务和康复治疗技术。

2023 年 5 月

张巧俊

目 录

第3章 小脑相关的神经系统 ·············· 65

第8章 步行相关区涉及的神经系统 ·············· 177

知识拓展

序章　大脑的基本结构和功能

❶ 大脑的主要区域（图1）

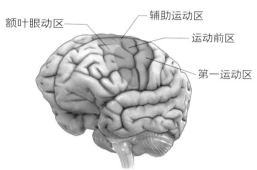

a. **运动区**：表现随意运动，执行运动程序，调整姿势的上位中枢

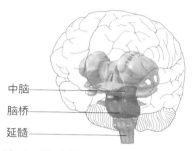

b. **脑干**：调节平衡、步行、运动所需的肌张力

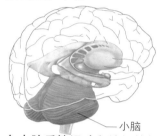

c. **小脑**：向大脑反馈运动和认知的偏差，促进修正

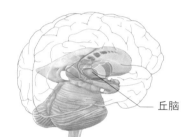

d. **丘脑**：汇集全身的五感，且只把需要的东西投射到大脑

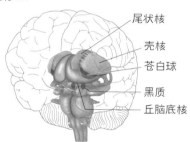

e. **大脑基底核**：用于同时进行随意运动、控制姿势、步行等的连接枢纽

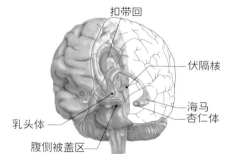

f. **大脑边缘系**：根据情绪和意志控制行为

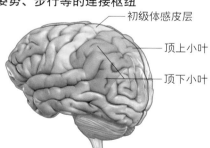

g. **顶叶**：作出包括自己身体和外界的3D形象

图 1　脑的主要区域

② 大脑皮层的外观（图2）

  大脑两侧的大脑半球通过中间部分的胼胝体连接，左右脑合二为一。

  皮质中有**脑沟**（脑的褶皱）和**脑回**（褶皱之间的膨胀），解剖学上分为**额叶、顶叶、颞叶、枕叶、岛叶、边缘叶**6叶。

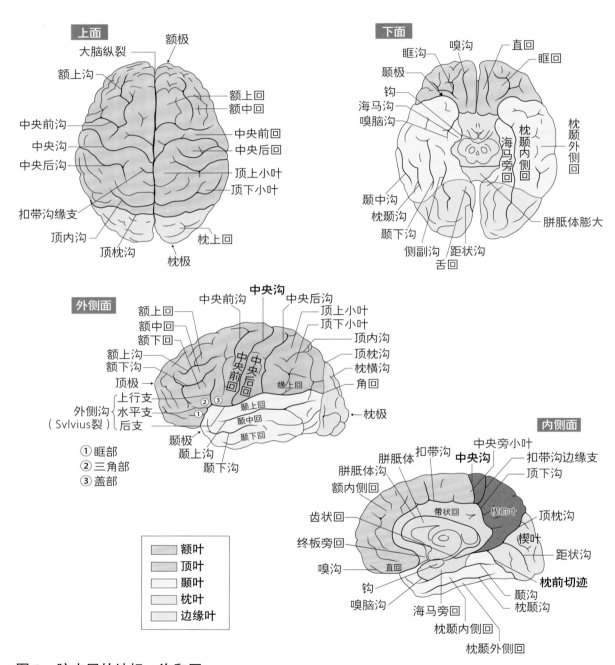

图2 脑皮层的地标：沟和回

※ 分类：额叶和顶叶为**中央沟（Rolando's fissure）**，顶叶和颞叶为**外侧裂（Sylvius裂）**，顶叶和枕叶为**顶枕沟**，枕叶和颞叶为**枕前切迹**。

※ 边缘叶指的是海马、杏仁体、穹隆等狭义的固有边缘系统。边缘系统（limbic system）顾名思义，是作为系统发挥作用，包含伏隔核、丘脑、眶额等，多作为广义的边缘旁（近旁）系统来处理。

3 大脑的内部结构（图3）

大脑内部可分为富含**神经核**的灰质和由**联系纤维**构成的白质。

灰质　由于聚集了神经细胞，所以看起来是灰色的，大脑皮层有6层结构。第Ⅳ层主要由接收丘脑向大脑皮层输入的小星状神经元构成，第Ⅱ层/第Ⅲ层主要由联络大脑皮层区域之间的锥体细胞构成，大脑皮层处理后的信息从第Ⅴ层和第Ⅵ层传出到大脑皮层的远处（脊髓、脑干、丘脑等）[1]。另外，大脑基底核和丘脑等皮质下神经核也属于灰质。

白质　主要由轴突组成，作为神经的联系纤维发挥作用。可以观察到在皮质下方放射冠、内囊、胼胝体等纤维束的脑构造。

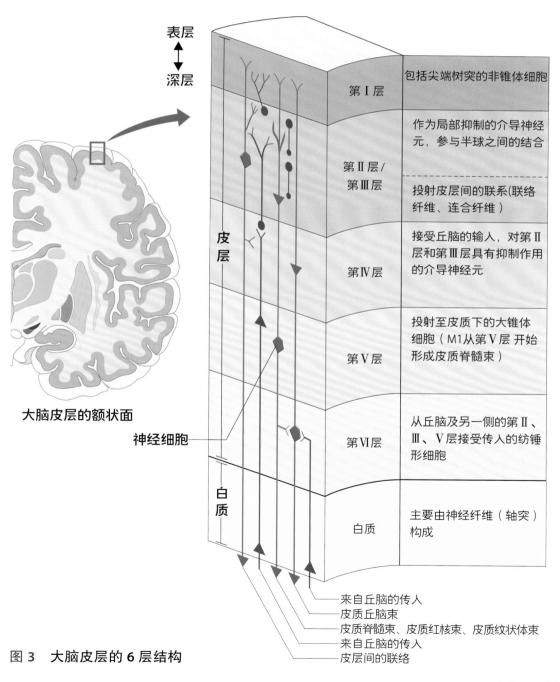

图 3　大脑皮层的 6 层结构

4 脑的区域功能：灰质的结构（图4）

灰质的结构根据部位不同，细胞层的厚度和走向也不同（**图3**）。

根据这种构造特征，**Brodmann（布罗德曼）的脑地图**（**图4**）将大脑皮层分为52个区域（**图4**）。每个区域都有局部功能（**局部论**），一部分功能在左右半球的作用不同，因此如果大脑皮层损伤，会出现符合相应局部功能的症状（**表1**）。另外，大脑也参与各种各样的区域和网络构建并发挥作用（**整体论**），因此不仅有局部症状，还会并发多种症状。

在现在的神经科学中，皮质和白质构成的网络的脑功能受到重视[2]。

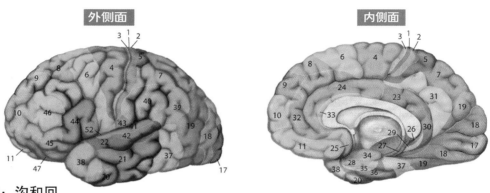

外侧面　　　　内侧面

图4　脑皮层的地标：沟和回

表1　大脑的区域和主要功能及功能障碍

区域	叶	区域	Brodmann	主要的局部功能	损伤引起的主要症状	责任脑半球
大脑皮层	额叶	前额叶皮质	9、10、11、46、47	认知，执行功能	执行功能障碍，注意障碍，抑制解除等	右（左）
		辅助运动区	6	内在的运动程序	自发性运动的开始，顺序的障碍	两侧
		运动前区	6	姿势控制，外在线索	运动笨拙，立体作业处理困难	两侧
		Broca区	44	运动性语言	运动性失语症	左
		额叶眼动区	8	眼球运动	眼球运动障碍、注视	左右
		第一运动区	4	随意运动	分离运动障碍，运动输出力低下	相对侧
	顶叶	第一躯体感觉区	3、1、2	躯体感觉	感觉障碍	相对侧
		躯体感觉联合区	5，7	感觉整合处理	躯体失认，结构障碍	右（左）
		缘上回	40	意念运动性失用	意念运动性失用	左
		角回	39	意念性失用	意念性失用、Gerstmann综合征	左
	颞叶	听觉区	41	听觉	皮质聋、幻听	两侧
		Wernicke区	22（后部）	感觉性失语症	感觉性失语症	左
		颞叶联合区	20、21、22（前部）	视物辨认	物品失认、相貌失认	左右

区域	叶	区域	Brodmann	主要的局部功能	损伤引起的主要症状	责任脑半球
	枕叶	第一视觉区	17	颜色、轮廓的识别	同侧偏盲、皮质盲	左右
		视觉联合区	18、19	物体的辨识、空间信息	物体辨识、相貌失认、色彩失认	左右
大脑白质		放射冠		投射纤维束	锥体束障碍、皮质网状束障碍	
大脑基底核		壳核		运动系统输出的统合	肌张力异常	
		尾状核		认知系统输出的统合	认知功能障碍	
		苍白球		整合信息的输出	起始运动困难	
		黑质		调节纹状体的活动	固缩、冻结步态	
间脑		胼胝体		左右脑统合	离断综合征（拮抗性失用，右侧的结构障碍，左手失用等）	
		丘脑		信息的中转站	运动障碍、感觉障碍、认知障碍	
		丘脑底核		交感神经、内分泌系统的调节	觉醒障碍、体温调节、自律神经障碍	
		边缘系		情绪，本能的活动，记忆	记忆障碍、情绪反应的障碍	
小脑		绒球小结叶		平衡反应、眼球运动	头晕、平衡障碍	
		小脑半球		协调运动	四肢协调性运动障碍	
		小脑蚓部		躯干姿势反应	姿势维持障碍	
脑干		中脑		眼球运动、意志、觉醒	眼球运动障碍，不随意运动	
		脑桥		面部运动、前庭、肌肉紧张	腹侧：运动麻痹；背侧：眼球运动障碍，平衡障碍	
		延髓		摄食、体循环、呕吐、平衡能力	延髓背外侧综合征	

5 大脑网络：白质结构（图5）

白质由位于灰质的神经细胞延伸出的神经纤维（轴突）构成，向各个方向形成网络。

白质的神经纤维按照纤维连络的类型分为以下3种。

（1）**投射纤维**：皮质和脊髓之间的联系纤维。由向皮质纤维和离皮质纤维构成。例如：将视觉信息（枕叶）与自己的身体意象（顶叶）统合，执行运动过程（额叶）。

（2）**联络纤维**：连接皮层联合区和脑回等邻近或远程的区域。例如：调整适合于随意运动执行（第一运动区）和姿势变化（高级运动区、感觉区）的姿势性肌张力（大脑基底核、脑干）。

（3）**连合纤维**：通过胼胝体和前连合连接左右大脑半球。例如：来自左侧的视觉信息（右视觉区）通过胼胝体投射到左半球语言区（颞叶Wernicre区）转换成语言信息。

网络：传递信息的联络网

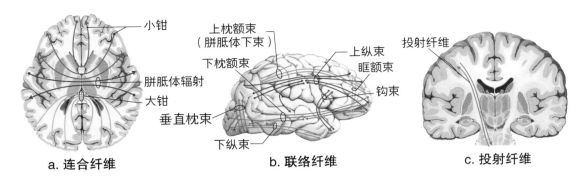

a. 连合纤维　　　　b. 联络纤维　　　　c. 投射纤维

图5　白质的神经纤维

联系纤维有很多种类，很难记住，但只要理解了名称的由来，就能明白其作用。

a. 在连合纤维的"胼胝体连合"中，可以知道"连合（交叉的连络通路）"和"胼胝体（桥梁的作用）"。

b. 在联络纤维的"上纵束"中，可以知道"上纵（在纵贯上方的通路）"和"束（白质纤维的形状）"。

c. 可以知道，投射纤维的"皮质脊髓束"，"皮质脊髓（从皮质到脊髓的通路）"和"束（投射纤维的形状）"。

〔坂井建雄：標準解剖学. p 558-560，医学書院，2017，部分经改编〕

通过这些神经纤维形成网络，构建了"**多个脑区域联合发挥作用的结构**"，即"**系统**"。

大脑通过该系统整合各种信息，进行运动、行为以及认知过程。大脑在具有局部功能的同时，通过与相关联区域联合来构建系统。首先了解这些系统是基本要求，然后再从脑影像中读取哪个系统受到了损伤。

在此基础上，关于推进康复基本方针的**康复策略**，判断是选择重构该系统的策略，还是选择代偿策略。对于康复策略的制定和选择，需要判断的信息涉及多方面，包括损伤的范围、损伤的时程、患者的年龄和病前的功能水平等，但重要的观点是从干预引起的反应中挖掘出其可能性。

本书将在加深对大脑系统的理解的同时，介绍康复策略的实例。

知识拓展

什么是康复策略？

治疗目的理应围绕临床任务（目标）而决定，但并不是所有的目标都能解决，给予的时间也并非无限。康复策略是指综合运用思维能力和资源进行康复训练的技术。

具体来说，①达成目标；②明确优先顺序；③根据长期的目标进行方向确定的作业。

这样做，将会决定康复的**优先性**（priority）和**训练方针**（training policy）。

引用文献

［1］仲嶋一範：大脳皮質の層構造の形成におけるニューロンの移動およびその意義. 領域融合レビュー 6：e004，2017

［2］藤井正純，他：大脳白質解剖と言語. 脳外誌 25（5）：396-401，2016

脑影像的基础知识

CT：Computed Tomography

- CT是经X射线照射，用电脑将其透过率合成图像。将水的值当作"0"计算，在骨头等高吸收区显示白色，在空气等低吸收区显示黑色。
- CT的优点是检查时间短（10~15min），在诊断骨骼、钙化及早期出血方面具有显著优势。即使使用金属或心脏起搏器也可进行拍摄。
- CT的缺点是经放射线照射，由于骨头造成的伪影会导致脑底部和脑干部的影像模糊等。另外，CT显示的基本是水平面（axial）上的影像。

| 白（高吸收区） |  | 骨、钙沉积、血肿等 |
| 黑（低吸收区） | | 脑脊液、脑梗死病灶、空气等 |

MRI：Magnetic Resonance Imaging

- 对组织施加高频电磁波，使氢原子振动（自旋）时产生的电波成像就是MRI。
- MRI的特点是无辐射，可显示出组织对比度高的影像。另外，空间分辨率良好，可从水平面（axial）、冠状面（coronal）、矢状面（sagittal）3个方向显示影像（图1）。
- MRI的缺点是拍摄时间较长（30~60min）；由于使用有闭塞感的装置，被检者可能会感到不适。另外，MRI不能在患者使用金属或起搏器等磁性装置的情况下使用。
- MRI影像中，根据氢原子自旋恢复原状的缓和特征可以得到不同的影像：增强了自旋的纵向旋转弛豫的**T1加权图像**、自旋的横向旋转弛豫的**T2加权图像**，调整T2图像原本的脑脊髓液信号变黑而显示的**FLAIR影像**，以及增强显示出因细胞水肿等原因水分子无法移动地方的**弥散加权成像**（diffusion weighted image，DWI）。

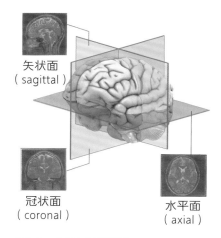

矢状面
（sagittal）

冠状面
（coronal）

水平面
（axial）

图1　MRI 的断面

T1加权图像		· 用与CT相同的观察方法容易获取解剖学特征 · 水分显示为黑色 · 急性脑梗死和炎症的症状很难描绘出来，但是萎缩等大脑表面的变性很容易判别
T2加权图像	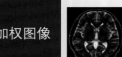	· T1的反转图像，水分显示为白色 · 脑室、水肿（半暗区）、炎症显示为白色 · 陈旧性出血性病变显示为黑色
FLAIR		· 容易获取解剖学的特征，比较容易得到新的病变 · 容易诊断缺血性脑白质病变（PVH） · 适用于发病初期脑梗死和腔隙性脑梗死的诊断
DWI （弥散加权成像）		· 显示因细胞水肿等原因水分子无法移动的地方发病早期的脑梗死，脑出血为白色，陈旧性病变为黑色 · 特别用于脑梗死急性期的诊断

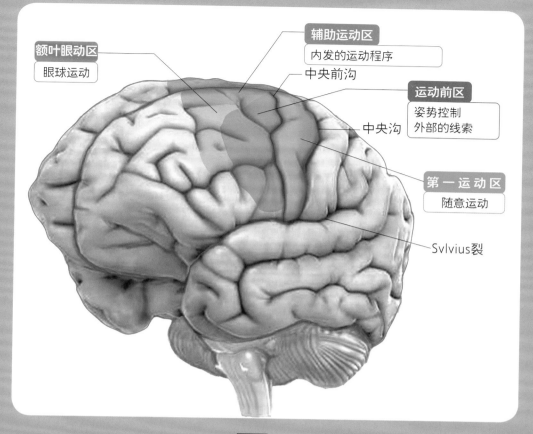

额叶眼动区
眼球运动

辅助运动区
内发的运动程序

中央前沟

运动前区
姿势控制
外部的线索

中央沟

第 一 运 动 区
随意运动

Svlvius裂

第 **1** 章

运动区 相关的神经系统

要检查随意运动就要看姿势
要诊察姿势就要看随意运动

　　大脑皮质的额叶包括运动区（第一运动区、辅助运动区、运动前区、扣带回运动区）。这些区域接收来自前额叶皮质的指令和来自顶叶的感觉信息等，通过对姿势、外界的信息、运动计划等的处理执行随意运动。

　　运动区通过投射纤维向下位的运动神经元发送关于运动的指令。下行投射纤维分为随意运动系统与高位运动控制系统，前者参与随意运动，后者参与姿势控制和按照运动程序进行肌张力的调节。

　　请在掌握这 2 个系统的背景和关联性的同时，明确损伤区域特性，从而制定康复策略吧！

1. 运动区相关的神经系统概要

运动区涉及的神经系统，根据所涉及的上位中枢及其作用，可分为锥体系和锥体外系。

在**锥体系**中，以第一运动区为上位中枢的下行性投射纤维在形成放射冠的同时，通过内囊向脊髓运动神经细胞发送信息，本书将其称为**随意运动系统**（**图1-1**）。其主要作用是参与随意运动中的精巧性（**运动分解力**）和力的强度（**运动输出**）。

另外，**锥体外系**的脑干（第2章➡40页）、小脑（第3章➡66页）、大脑基底核（第5章➡110页）等多个神经核通过各自的功能参与运动和姿势的调节。高级运动区作为上位中枢，通过向这些神经核发送皮质–锥体外系的投射纤维**控制姿势**，还向第一运动区发送投射，并参与**运动时间**和**运动模式**等程序化运动的表现。本书将此称为**高级运动控制系统**（**图1-2**）。

本书会对每个大脑区域进行解说，锥体外系内容将在相关的各个章节中出现。

本章将聚焦来自运动区的投射纤维，分析运动系统的整体情况。

需要掌握的重点

□ 运动区相关的系统有2种：①以第一运动区为上位中枢，参与随意运动表现的**随意运动系统**；②以高级运动区为上位中枢，参与调节姿势性肌张力的**高级运动控制系统**。

□ 在进行随意运动时，由高级运动控制系统在幕后调节肌张力，2个系统互为表里发挥作用。

□ 因单纯的锥体束障碍导致肌力下降，但不会出现明显的痉挛。当出现痉挛时，肯定会或多或少地影响姿势控制问题。

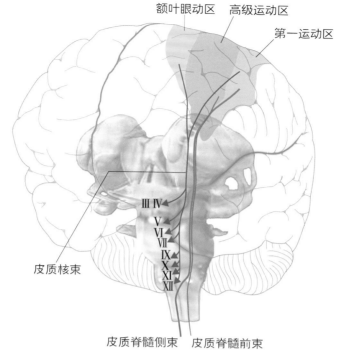

额叶眼动区　高级运动区

第一运动区

Ⅲ Ⅳ
Ⅴ
Ⅵ
Ⅶ
Ⅸ
Ⅹ
Ⅺ
Ⅻ

皮质核束

皮质脊髓侧束　皮质脊髓前束

【相关的投射纤维】

· 皮质脊髓侧束

· 皮质脊髓前束

· 皮质核束

图 1-1　随意运动系统：锥体系投射纤维

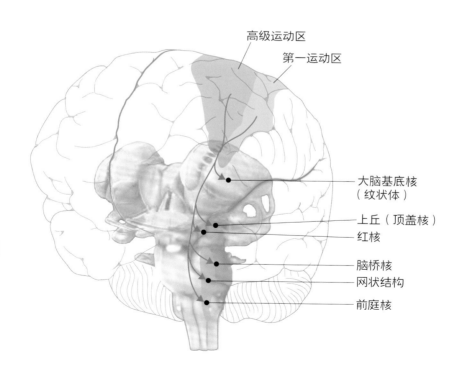

高级运动区

第一运动区

大脑基底核
（纹状体）

上丘（顶盖核）

红核

脑桥核

网状结构

前庭核

【相关的投射纤维】

· 皮质纹状体束

· 皮质顶盖束

· 皮质红核束

· 皮质前庭束

· 皮质网状束

· 皮质（各脑叶）脑桥束

图 1-2　高位运动控制系统：皮质 - 锥体外系投射纤维

运动麻痹

感觉障碍

意识障碍

共济失调

肌张力异常

失认症、失用症

偏侧空间忽视

注意力障碍执行功能障碍

姿势异常

步行障碍

精神、智力障碍

2. 运动区和相关区的结构

图 1-3 和表 1-1 显示了与运动相关区的功能定位和输入输出（网络）以及受损时的症状。

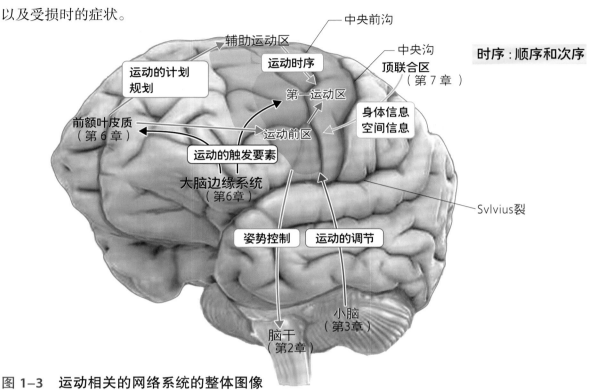

图 1-3　运动相关的网络系统的整体图像

表 1-1　运动区的输入、输出与功能

区域		主要的输入	主要的输出	部分功能	症状
第一运动区		辅助运动区、运动前区、第一感觉区、丘脑（小脑的投射）	皮质脊髓路、壳核、运动性脑神经核	控制随意运动中的运动分解力、运动强度等	弛缓性运动麻痹，肌输出力下降，运动分解力低下
高级运动区	运动前区	辅助运动区、前额叶皮质、躯体感觉区和视觉区	辅助运动区、第一运动区、脑干	通过视觉和躯体感觉等外部线索进行运动（感觉诱导运动）控制，镜像神经元	近端肌的控制、视觉运动执行功能障碍
	辅助运动区	对侧辅助运动区、运动前区、上顶叶联合区、扣带回皮质、丘脑	高级运动区、第一运动区、壳核、脑干	运动的准备和选择，参与运动时序，根据记忆和运动模式等内在线索进行运动（记忆依赖性运动）控制，自发性运动	动作步骤、协调性运动（节奏）障碍，自发运动活动减少，异己手综合征
	扣带回运动皮质	大脑边缘系统、前额叶皮质、额眶区、联合皮质	前额叶皮质、运动相关区、大脑基底核、脑干	综合情绪和内在需求相关的信息，基于行为选择进行运动控制	奖励和危险预测反应障碍

1 第一运动区（图1-4）

【传入】高级运动区、感觉区、丘脑（来自小脑的投射）。

【传出】皮质脊髓束，皮质核束。

【作用】第一运动区位于额叶的最后部位，也就是中央前回。作为随意运动的执行中枢，具有与高级运动区和壳核一起构建网络的功能[1]，同时接受来自感觉区和丘脑的输入，具有将来自肌肉的感觉信号巧妙地转换成运动指令的结构，以实行高效的运动。

● 负责随意运动的表现

第一运动区的最大特征是具有很多直达脊髓的细胞[2]。另外，第一运动区有与身体部位相对应的**功能定位**（图1-5），与身体部位相对应的神经细胞形成**皮质脊髓束**并到达脊髓前角，通过突触兴奋下位的运动神经元（图1-6）。

第一运动区的神经元通过多个脊髓神经元支配肌肉（脊髓神经元对应单一肌肉），通过这些组合可以一边控制肌肉活动模式，一边决定运动的强度和方向[3]（图1-6）。

图 1-4　第一运动区的位置

第一运动区也被称为"第一运动感觉区（sensorimotor）"。

皮质脊髓束：也就是锥体束，从第一运动区至脊髓前角细胞的人体最长的轴突束。

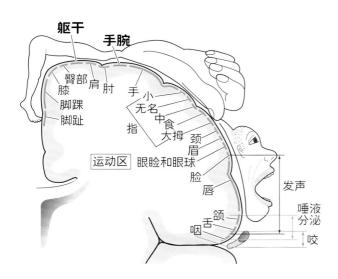

图 1-5　第一运动区相对应的身体部位的代表区［运动的锥型人（homunculus）］

［基于 Penfield W，Rasmussen T：The Cerebral Cortex of Man. Macmillan，New York，1950，改编］

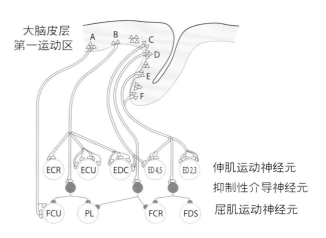

图 1-6　第一运动区神经元可以支配多个肌肉

〔Cheney F D，et al：J Neurophysiol 53：805，1985；南部篤：第 16章大脳皮質運動野と大脳基底核. 本間研一（監）：標準生理学，第 9 版. p 374，医学書院，2019〕

运动麻痹

感觉障碍

意识障碍

共济失调

肌张力异常

失认症、失用症

偏侧空间忽视

注意力障碍执行功能障碍

姿势异常

步行障碍

精神、智力障碍

❷ 高级运动区：运动前区和辅助运动区 (图1-7)

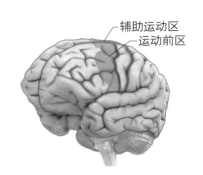

图 1-7　运动前区和辅助运动区的位置

【传入】前额叶皮质、感觉区、丘脑（来自基底核、小脑的投射）、前扣带回皮质、对侧6区。

【传出】第一运动区，皮质脊髓束，脑干〔网状结构、红核、前庭核、脑桥核（投射到小脑）〕。

【作用】高级运动区位于中央前回前方延伸的 Brodmann 6 区，分为运动前区、辅助运动区和扣带回运动区。接收位于运动前区前方的前额叶皮质发出的指令和感觉区等的信息，并执行处理来自姿势、外界的信息以及运动计划等，从而控制运动。

　　运动前区　位于6区的外侧区域，在腹侧区和背侧区发挥不同的作用：腹侧运动前区使视觉空间位置信息产生关联，包含**镜像神经元**；背侧运动前区将感觉信息转换为运动[4]。两者都将从感觉感受器得到的"**外在的线索**"与运动联系起来并进行控制[5]。

　　辅助运动区　位于大脑纵裂内侧延伸到扣带沟的内侧区域。主要接受前额叶皮质的传入，传出至第一运动区、大脑基底核、脑干网状结构等。辅助运动区的运动地图，后方为下肢，前方分为上肢和面部，主要支配另一侧的身体，但没有第一运动区那么精细。辅助运动区通过自发运动的开始、运动的顺序和时间的控制、双手的协调动作等"**内在的线索**"控制运动。

●熟练运动和姿势控制中必需的传出概括

　　运动前区和辅助运动区从想法、视觉、听觉、记忆、意志等其他区域接收信息，进行熟练的（程序性的）运动。其不仅可显示两侧支配对应的身体部位，还起着姿势控制的上位中枢作用。除了保持抗重力姿势外，还能感知因随意运动和步行而产生的干扰，调整肌张力。

　　来自运动前区和辅助运动区的投射送至**网状结构、红核、前庭核、脑桥核（投射到小脑）**等锥体外系神经核。它们的主要作用是辅助姿势控制和随意运动，由各神经核形成的脊髓束送至下位运动神经元。

　　例如，**网状结构**作为调节四肢近端肌和躯干肌肌张力的下位神经核发挥作用。来自网状结构的下行性投射纤维，作为脊髓网状束，向两侧的脊髓运动细胞进行投射[6]。

　　（锥体外系投射纤维的详细内容请参照第2章 ➡ 第40页）

前额叶皮质： 也被称为额叶联合区，作为运动表现的最高中枢发挥作用。

镜像神经元（mirror neuron）： 通过观察他人行为而活动的神经元。与扣带回皮质联合，与对他人行为的理解、共鸣有关。镜像神经元与额叶联合是对运动功能进行再学习过程中的重要因素。

运动麻痹

感觉障碍

意识障碍

共济失调

肌张力异常

失认症、失用症

偏侧空间忽视

注意力障碍执行功能障碍

姿势异常

步行障碍

精神、智力障碍

3 高级运动区：扣带回运动区（图1-8）

【传入】大脑边缘系统、前额叶皮质、眶额区、联合皮质。

【传出】前额叶皮质、运动相关区域、大脑基底核、脑干。

【作用】扣带回作为大脑边缘系统的组成区域，位于皮层下，按其功能分为情绪区（32区）、认知区（24区）、空间认知区（23区）、记忆区（29区）。其中，靠近23区和24区扣带回的额叶运动区称作**扣带回运动区**，可传出至大脑基底核和第一运动区，参与情绪相关的运动表达。

●通过情绪和生理反应的运动诱发

扣带回运动区传入来自大脑边缘系统及下丘脑与情绪和意志相关的信息[7]，获取与运动相关的信息，再与前额叶皮质联合，基于生理欲望或生理反应、动机，进行行为控制。例如，在察觉危险而回避，为了获得报酬而采取行动等时就会出现更敏捷的运动表达。

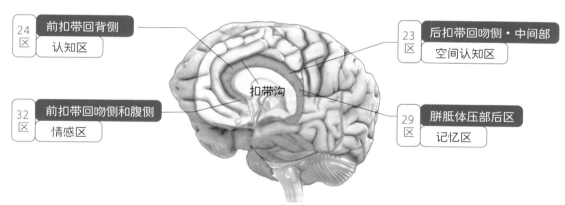

24区	前扣带回背侧		23区	后扣带回吻侧·中间部
	认知区			空间认知区

32区	前扣带回吻侧和腹侧		29区	胼胝体压部后区
	情感区			记忆区

扣带沟

图1-8　扣带回的各个区域

知识拓展

"锥体束障碍不等于痉挛"！

非常有趣的是，锥体束的单一截断模型中，没有产生因运动区和内囊障碍而出现的痉挛[8]，也就是说，临床中常见的伴随异常肌张力的痉挛不仅是由于锥体束障碍，还可能为锥体束以外的因素影响的复合症状。因此，不能只认为是随意运动障碍，必须注重姿势性肌张力的影响、运动的时间。以高级运动区为上位中枢的皮质网状脊髓束的干预是其中的一个因素。

4 放射冠（图1-9）

放射冠是因为连接大脑皮层和末梢神经的投射纤维（➡6页）呈放射状（扇状）而得名。例如，作为形成放射冠的代表性的下行性投射纤维的皮质脊髓束，通过内囊收集成束，在中脑的前部通过大脑脚。放射冠是来自皮层的投射纤维汇聚成束的地方，如果这个部位受损，即使是很小的损伤，也可能会影响来自皮层的大范围的联络。

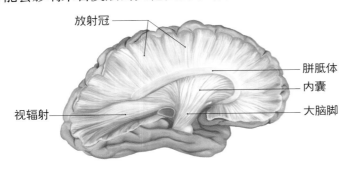

图1-9　放射冠

〔坂井建雄：標準解剖学. p561，医学書院，2017〕

5 内囊（图1-10，表1-2）

内囊是被大脑基底核和丘脑包围的白质部。神经纤维通过的部位有3个：①额叶的投射纤维通过的**内囊前肢**；②运动相关区的投射纤维通过的**内囊膝部**；③皮质脊髓束和联合皮质的投射纤维通过的**内囊后肢**。神经纤维的通道称为神经束，根据上位中枢和投射位置的不同，会称为"额桥束""皮质核束"等。

因为内囊的营养血管是非常细的穿通支，为脑梗死等循环障碍的好发部位。另外，由于许多投射纤维集中在一起，根据损伤位置的不同，会出现运动麻痹、感觉障碍、不随意运动、注意力障碍、意识障碍等多种症状。

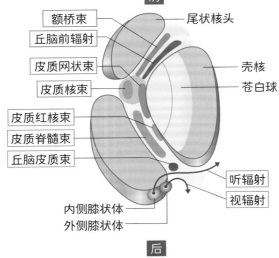

图1-10　内囊的结构和神经通路

表 1-2　通过内囊的主要神经纤维

内囊前肢	·额桥束：从额叶到脑桥核的锥体外系纤维 　　　　　通过用小脑中脚与小脑联系，参与运动调节和步行驱动 ·丘脑前辐射：额叶与丘脑背内侧核以及丘脑前核与扣带回之间的联系纤维 　　　　　　参与额叶与扣带回之间的信息联系
内囊膝部	·皮质核束：从运动区到脑神经的运动核群 　　　　　参与脑神经系统的运动 ·皮质网状束：从运动区（6区）到脑干网状结构的锥体外束纤维 　　　　　　参与姿势控制
内囊后肢	·皮质脊髓束：从运动区（M1）到脊髓前角细胞的锥体束纤维 　　　　　参与随意运动 ·皮质红核束：从运动区到红核的锥体外束纤维 ·丘脑皮质束：从丘脑（VPL）到躯体感觉区的上行性纤维 ·顶、颞、枕桥纤维：从各皮质到脑桥核 ·视辐射：从外侧膝状体到视觉区 ·听辐射：从内侧膝状体到听觉区

运动麻痹

感觉障碍

意识障碍

共济失调

肌张力异常

失认症、失用症

偏侧空间忽视

注意力障碍、执行功能障碍

姿势异常

步行障碍

精神、智力障碍

3. 运动区相关的系统

A. 随意运动系统：锥体系

锥体系在随意的精巧运动中负责控制力量强度和运动方向，分为：①**皮质脊髓侧束**；②**皮质脊髓前束**；③**皮质核束**（图1-11）。一般所使用的狭义的锥体束是指皮质脊髓侧束。

这些投射纤维，作为与随意运动相关的系统发挥着作用。

① 皮质脊髓侧束（图1-11）

【投射】主要从第一运动区开始，在延髓交叉（锥体交叉），穿过对侧的脊髓侧索，投射到前角。约占皮质脊髓束的80%。

【功能】控制传出中枢和对侧四肢远端肌的随意运动。

※ 在复杂的运动任务中，第一运动区的活动是左右对称的[9]。

【障碍】皮质脊髓束（锥体束纤维）要通过放射冠和内囊等循环障碍的好发部位，所以该部位容易发生由脑血管障碍引发的损伤。作为脑血管障碍的后遗症，会出现损伤半球和对侧的**弛缓性偏瘫**和**运动分解力障碍**。

> 皮质脊髓束：容易联想到大脑皮层与脊髓之间的直接通路，但皮质脊髓束具有来自锥体外束的投射等多个启动核，经由介导神经元到达脊髓的运动神经。有30%~40%来自第一运动区，其余来自额叶皮质和感觉运动区。据推测，来自辅助运动区的轴突比例占整个皮质脊髓束的10%[10]。

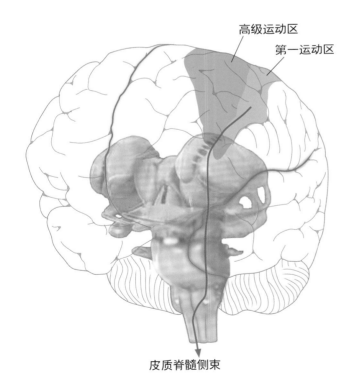

高级运动区

第一运动区

皮质脊髓侧束

图 1-11　皮质脊髓侧束（锥体束）

❷ 皮质脊髓前束（图1-12）

【投射】主要从第一运动区或高级运动区穿过同侧的脊髓前索，投射到前角。约占皮质脊髓束的20%。

【功能】主要支配传出中枢和同侧近端肌的随意运动。

【障碍】出现同侧**肌输出力低下**和**运动笨拙**等症状。脑卒中初次发病后6周时，非麻痹侧的肌力为正常时的60%~90%[11]。

另外，即使在肌力没有下降的情况下，也有报告显示精巧性下降[12]。这种症状考虑为受到同侧下行通路的皮质脊髓前束障碍的影响。

肌输出力：用于收缩肌肉的神经系统活动电位的大小。

肌力：肌肉发挥力量的大小。

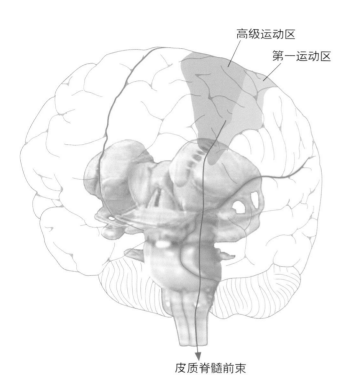

高级运动区

第一运动区

皮质脊髓前束

图1-12　皮质脊髓前束

运动麻痹

感觉障碍

意识障碍

共济失调

肌张力异常

失认症、失用症

偏侧空间忽视

注意力障碍　执行功能障碍

姿势异常

步行障碍

精神、智力障碍

3 皮质核束（图1-13）

【投射】（1）额叶眼动区（8区）➡分支的眼球运动脑神经核。

（2）第一运动区（4区）➡内囊后肢的腹侧➡在中脑水平分支➡随意运动性脑神经核。

【功能】进行由运动性脑神经核支配的肌肉随意运动。

（1）进行眼球运动性脑神经核（动眼神经、滑车神经、外展神经）支配的眼肌运动。

（2）进行随意运动性脑神经核（三叉神经、面神经、舌咽神经、迷走神经、副神经、舌下神经）支配的面肌、舌肌、咽肌、内脏平滑肌（支气管、心脏、食道、胃肠）、胸锁乳突肌、斜方肌的运动。

【障碍】

（1）中脑水平的纤维损伤引起**随意性视觉障碍**，单侧损伤引起患侧的**共同性斜视**等。脑桥水平的损伤引起视觉方向偏向健侧。

（2）由于皮质核束向各水平的脑神经核分支，根据损伤程度，会产生**面部、舌部、颈部的运动障碍**。

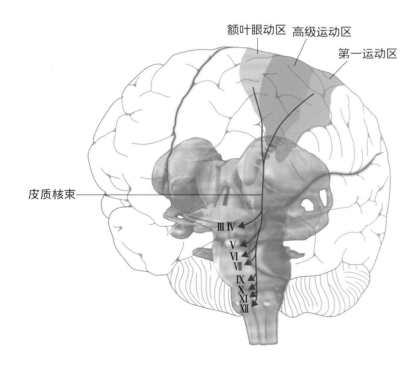

图 1-13　皮质核束

B. 高位运动控制系统: 皮质－锥体外系投射纤维（图1-14）

接受来自运动区投射的位于下位的神经核，形成各种下行性投射纤维。该皮层－锥体外系投射纤维有：皮质网状束、皮质纹状体束、额桥束、顶颞桥束、枕中脑束，投射到丘脑、纹状体、红核、黑质、脑桥核（小脑）、网状结构、前庭核。

锥体外系投射纤维与伴随随意运动出现的姿势控制、肌张力调整、步行运动等全身肌肉活动的表达和控制有关。

【投射】主要从高级运动区向大脑基底核、脑干（网状结构、红核、前庭等）、小脑等多个神经核投射。

【功能】控制躯干和四肢（主要是近端肌）的姿势性肌张力。特别是在躯干，通过网状结构向两侧发送投射。除了控制姿势之外，还利用运动规划、姿势信息等内在线索和视觉听觉等外在线索补偿随意运动的表达（图1-15）。

【障碍】稳定姿势的肌张力产生障碍。另外，由于破坏了体轴的稳定性，导致四肢的操作性下降，分段的运动变得困难。特别是与壳核的联络受到损坏，出现**肌张力异常**。

高级运动控制系统的特点是：由于多个神经核相互联系并发挥作用，因此如腔隙性脑梗死即使损伤本身轻微，一旦发生多发性损伤，也容易引起系统障碍，会出现躯干（特别是腹部）的肌张力低下而产生的**冻结步态**和**慌张步态**。

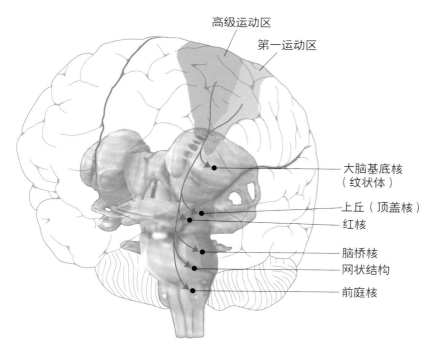

高级运动区

第一运动区

大脑基底核（纹状体）

上丘（顶盖核）

红核

脑桥核

网状结构

前庭核

图 1-14　皮质－锥体外束投射纤维

运动麻痹

感觉障碍

意识障碍

共济失调

肌张力异常

失认症、失用症

偏侧空间忽视

注意力障碍
执行功能障碍

姿势异常

步行障碍

精神、智力障碍

C. 随意运动系统和高级运动控制系统的联合

随意运动与姿势控制密切联系。例如，右手拿着装了水的杯子时，右上肢上举时伴随着重心向右偏移，产生躯体向前方的倾斜力（动力），这个时候对姿势产生的影响，也就是为了预防摇晃，在上肢肌肉活动（**图1-15b**）仅仅几毫秒前，躯干和下肢的肌肉开始活动（**图1-15a**）。预测由上肢运动产生的干扰和重心偏移，事先调整肌张力以保持姿势稳定，然后进行正确的伸展动作。这种在四肢运动之前发生的姿势维持的肌肉活动被称为**预测性姿势调整（APAs）**。

APAs控制进行如图1-15所示的运动控制网络。特别是由运动区和大脑基底核构成的回归环路（运动系统环路，参照第5章 ➡ 第110页）通过调整肌张力，可以在运动的同时保持姿势稳定，从而实现正确的运动。

APAs： anticipatory postural adjustments

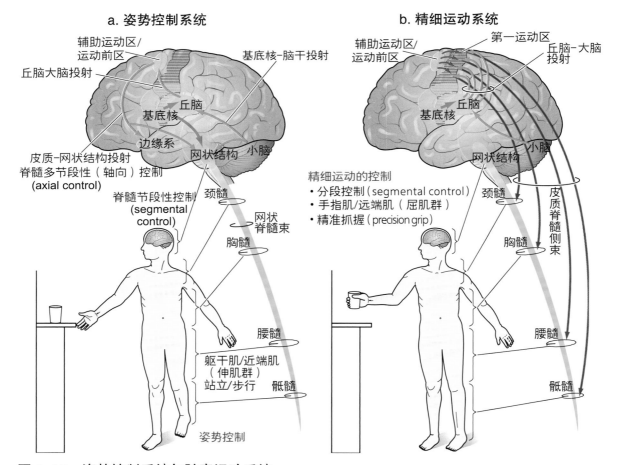

a. 姿势控制系统

辅助运动区/运动前区
基底核-脑干投射
丘脑大脑投射
丘脑
基底核
边缘系
小脑
皮质-网状结构投射
脊髓多节段性（轴向）控制(axial control)
网状结构
脊髓节段性控制(segmental control)
颈髓
网状脊髓束
胸髓
腰髓
躯干肌/近端肌（伸肌群）站立/步行
骶髓
姿势控制

b. 精细运动系统

辅助运动区/运动前区
第一运动区
丘脑-大脑投射
丘脑
基底核
小脑
网状结构
精细运动的控制
· 分段控制(segmental control)
· 手指肌/远端肌（屈肌群）
· 精准抓握(precision grip)
颈髓
皮质脊髓侧束
胸髓
腰髓
骶髓

图1-15　姿势控制系统与随意运动系统

两者有着密切的联系。例如去取装有水的杯子时，保持步行的姿势（a），即使上肢做伸展动作时，也维持姿势以不破坏平衡（b）。这是在随意运动（上肢伸展动作）产生干扰之前优先实行姿势控制。像这样在四肢运动之前产生的姿势维持的肌肉活动，称为预测性姿势调整（APAs）。

〔大槻利夫：神経生理学的アプローチの転換，ボバースコンセプトの変遷と今後. PTジャーナル，45：554，2011，部分经修改〕

皮质脊髓束和皮质网状束哪种损伤更多？

在壳核出血的脑卒中偏瘫患者中，对其皮质脊髓束和皮质网状束的损伤比率进行了调查。报告显示，两侧都出现下行传导束障碍的患者占比为64.9%，皮质网状束损伤的发生率（87.8%）比皮质脊髓束损伤（71.9%）高。两侧的下行束都发生障碍的患者，与任一侧的下行束损伤的患者的运动功能相比，都表现出统计学上有意义的低值[13]。

实际上，皮质脊髓束和皮质网状束非常接近，因皮质下的出血和梗死而两者同时受到损伤的情况很多（图）。

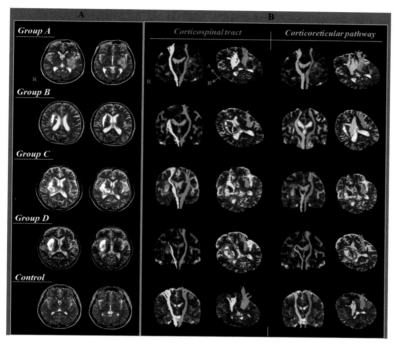

图　皮质脊髓束和皮质网状束

〔Newton J M，et al：Non-invasive mapping of corticofugal fibres from multiple motor areas-relevance to stroke recovery. Brain 129：1844-1858，2006〕

也就是说，在脑血管疾病中，皮质脊髓束损伤引起随意运动障碍的同时，多伴随皮质网状束损伤引起的姿势控制系统的障碍，随意运动障碍可能是由于姿势控制系统障碍而不能调节肌张力。相反，姿势控制障碍也有可能加重随意运动障碍。例如，经推断，来自辅助运动区神经元的轴突的比率至少占整个皮质脊髓束的10%[14]，高级运动区向第一运动区直接投射，获取姿势控制和运动程序的信息，使随意运动表达。

4. 观察运动区脑影像的方法

运动区（运动相关区域）延伸到皮质，也就是大脑的表面，所以定位要以脑沟为标志物来判断。另外，以脑沟为起点，从皮质的投射纤维的白质内部下行，从各切面水平观察投射纤维通过的标记物（参照**切面水平**）。由于某个水平（程度）的损伤，相关的大脑部位也有所改变，因此利用MRI影像判断损伤水平的立体形象很重要[15]。

接下来，从各个水平的脑影像来看一下与运动区域相关的投射纤维。

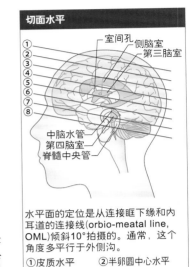

切面水平

室间孔　侧脑室
第三脑室

中脑水管
第四脑室
脊髓中央管

水平面的定位是从连接眶下缘和内耳道的连接线(orbio-meatal line, OML)倾斜10°拍摄的。通常，这个角度多平行于外侧沟。

①皮质水平　　②半卵圆中心水平
③侧脑室水平　④室间孔水平
⑤中脑水平　　⑥五角星水平
⑦脑桥水平　　⑧延髓水平

1 皮质水平（图1-16a）

在这个水平上，可以观察到皮质运动相关区。首先，找到中央沟。扣带沟缘支（扣带回延伸到大脑纵裂半球间交界线的沟）正前面的脑沟就是**中央沟**，多呈现倒"Ω"的形状。环绕这条中央沟的是**中央前回**，Brodmann 4区是**第一运动区**。再往前方延伸的是额上回后部，Brodmann 6区的大脑皮层外侧是**运动前区**，到达大脑沟裂的内侧面是**辅助运动区**。

2 半卵圆中心水平

在半卵圆中心水平，来自皮质的投射纤维呈扇状汇集成束，形成**皮质脊髓束**和**皮质网状束**（**图1-16b**）。在上位中枢的位置关系中，皮质网状束在皮质脊髓束稍前方比较宽阔的地方下行。

3 "八"字水平

观察**放射冠**，寻找侧脑室看起来像"八"字的高度（**图1-16c**）。在这个水平上的皮质脊髓束，从运动区的躯体位置（冠状面）以扇状向放射冠汇聚成束的图像中，横穿过侧脑室。另外，侧脑室的前面和上面有**扣带回**包围环绕，在这个水平上，"八"字的前方相当于前扣带回。

4 松果体水平

在松果体水平，即该位置在前方通过**室间孔**，在后方通过**松果体**水平，这样皮质脊髓束和皮质网状束就通过**内囊**的后肢（**图1-16d**）。

5 中脑水平（图1-16a）

在中脑水平上，皮质脊髓束（皮质网状束）向腹侧的**大脑脚**汇聚成束（**图1-16e**）。即这个水平的中脑是米老鼠的形状（耳朵是大脑脚，鼻子是中脑水管），所以很容易找到。

6 脑桥（脑干）水平

在脑桥（脑干）水平，皮质脊髓束沿背外侧下行，在更下方的延髓水平进行**锥体交叉**（**图1-16f**）。这里需要注意的是，交叉的纤维为**皮质脊髓侧束**，没有交叉的纤维为**皮质脊髓前束**。

另外，**皮质网状束**向腹内侧下行。到达脑干神经核的网状结构，在这里进行突触传递。网状结构接受来自其他神经核的投射，主要支配四肢近端肌和躯干肌。

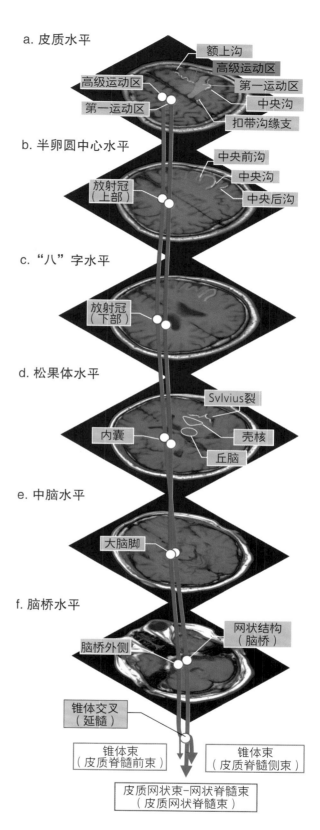

a. 皮质水平

额上沟
高级运动区
高级运动区
第一运动区
第一运动区
中央沟
扣带沟缘支

b. 半卵圆中心水平

中央前沟
中央沟
放射冠（上部）
中央后沟

c. "八"字水平

放射冠（下部）

d. 松果体水平

Svlvius裂
内囊
壳核
丘脑

e. 中脑水平

大脑脚

f. 脑桥水平

网状结构（脑桥）
脑桥外侧

锥体交叉（延髓）

锥体束（皮质脊髓前束）
锥体束（皮质脊髓侧束）
皮质网状束-网状脊髓束（皮质网状脊髓束）

图 1-16 运动区的脑影像

运动麻痹
感觉障碍
意识障碍
共济失调
肌张力异常
失认症、失用症
偏侧空间忽视
注意力障碍、执行功能障碍
姿势异常
步行障碍
精神、智力障碍

5. 病例中常见的系统障碍和康复策略

■运动区有关的神经系统障碍的代表性临床表现

· "使不上劲。""没法随意运动。"
· "看不到躯干有抗重力反应，发生侧屈或前倾。"
· "站立位时，臀大肌和股四头肌等持续性的肌肉收缩不足。"

    在运动区的损伤中，是以第一运动区为上位中枢的锥体系统的损伤，还是以高级运动区为上位中枢的锥体外系统的损伤，其临床表现差异很大。

    前者是皮质脊髓束损伤引起的随意运动系统障碍的症状，后者是皮质–锥体外束投射纤维损伤引起的高级运动控制系统障碍的代表性症状。另外，由于2个系统同时发生障碍的情况也很多（ ➡ 参照23页知识拓展），因此有必要整理并掌握各自的障碍特性。

    随意运动系统和高级运动控制系统应分别从障碍病例中寻找治疗线索。

病例 1 因第一运动区损伤表现为低张力和分离运动障碍的病例（随意运动系统障碍）

■临床表现（入院第37d）

基本信息 60多岁，女性。
诊断名称 左额叶脑梗死。
障碍名称 右偏瘫（弛缓性运动麻痹）。
现病史 在家出现眩晕，急救送至医院接受常规药物治疗。入院第37d后，以康复为目的转至本康复医院。
主要症状 "脚不能随心所欲地活动。""不知道怎么活动。"
运动功能
· BRS：VI – VI – III。
· 感觉检查：表面及深部均在正常范围。
· MMT：上肢5级（左右手握力无差异）、躯干3、下肢1~2级。
· MAS：小腿三头肌1+，低下部位为躯干至下肢的全部部位。
· BBS：49分/54分（OLS：3s/1s）。
· 评价：躯干至下肢出现低张力，特别是麻痹侧下肢的随意运动甚至出现复合屈曲，所以不能确定膝盖的伸展是否存在随意收缩；站立位或步行方面的支撑性活动可以支持自重。在有意识下一旦进行这种活动就会出现代偿动作，无法进行肌肉收缩。上肢的分离运动良好，但

BRS： Brunnstrom recovery stages

MMT： manual muscle test，徒手肌力检查法。在分离运动困难的情况下，评定个别肌肉的MMT有时不合适。为掌握肌输出力的程度，有时是为了方便而使用本法。

MAS： modified Ashworth scale

BBS： Berg balance scale

OLS： one leg standing

在触碰动作时观察到身体有些摇晃，准确度稍微下降了一些。

认知功能

· 无显著的问题。

ADL

· FIM：104 分（运动 71 分，认知 33 分）。

病房内，关于 ADL 训练，在使用轮椅时基本处于自立水平。站立位和换乘时需在监督下进行，可观察到有稍微偏向于非麻痹侧的重心制动的代偿。

■影像观察（图 1-17）

病变从左侧额叶中央前回附近开始沿大脑纵裂扩散，主要涉及第一运动区的躯干至下肢部位的损伤。另外，也可能是辅助运动区受到损伤。

FIM: functional independence measure

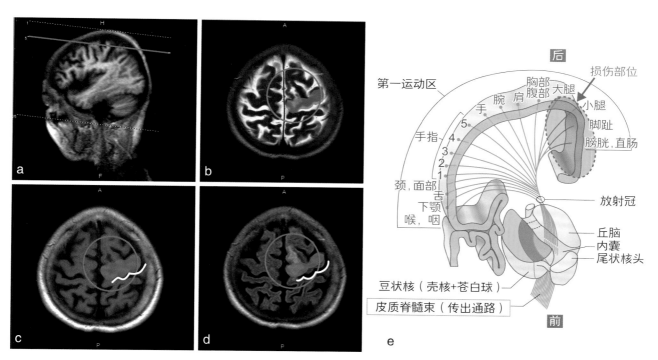

图 1-17 病例 1：发病后 1 个月的 MRI 影像（皮质水平）和示意图

a. 矢状面；b. T2 加权图像；c. T1 加权图像；d. FLAIR 影像；e. 损伤部位的示意图中，紫色部分表示运动区，白线表示中央沟。

■系统障碍

第一运动区的躯干及下肢区域出现缺血性病变扩大，推断为以躯干至下肢的输出低下（**弛缓性麻痹**）为核心的随意运动障碍。没有观察到其他神经核的损伤，推测为单纯的锥体束障碍。

如果损伤累及辅助运动区，自发性的运动模式可能会发生障碍。"不知道如何活动下肢"的主诉，有可能是因为内发的运动控制障碍，需要留意运动表现的过程，并探讨干预治疗。

避免了皮质下的损伤，应该不会存在姿势控制的障碍。因此不容易发生极端的肌张力异常，如痉挛等。

■康复策略

●从姿势作业中掌握肌肉收缩的诀窍

本病例的主要症状是由第一运动区损伤引起的弛缓性麻痹，特征是膝伸展等的下肢肌输出力低下。一般认为，膝伸展肌力与皮质脊髓束完全损伤的程度相关[16]，而本病例主要也是由皮质脊髓束损伤导致的肌输出力低下。

在本病例中，随意运动方面的肌肉收缩明显困难，但在站立位、步行等支撑性活动时肌肉得到了充分的收缩（**图1-18**）。因此，利用支撑性活动来反馈肌收缩的感觉。把这种支撑性活动时的感觉作为内在的线索，引导随意运动时患者失去的"用力方法"。

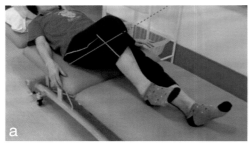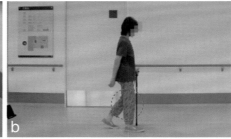

图1-18　作业特性不同导致的股四头肌收缩差异

在2张图片中，作业都要求麻痹侧（右侧）的股四头肌收缩。a. 作为**随意作业的** SLR，几乎没有对股四头肌的随意收缩，膝以下的随意性显著下降。b. **在同一时期的步行场景**中，虽然使用了防止躯干不稳定的手杖，但由于存在仅能支撑自重的股四头肌等的收缩，所以能够以一定的步行速度移动脚步。可以看到，作业特性不同，就会导致完全不同的反应。

●腹部的稳定性维持

在下肢随意运动时，躯干的低张力导致骨盆产生不稳定性，髋关节运动时，骨盆也同时（向相同的运动方向）动摇。骨盆和下肢的分离运动存在障碍，会陷入（病态的）**共同运动模式**，因此首先需要改善躯干特别是腹部的不稳定性。

在对腹部容易收缩的作业进行探索后发现，如果在起身等场景中随意促使收缩，那么在姿势保持和步行的场景中也会持续紧张，因此应在随意运动作业的前期积极采用。

通过腹部的收缩来获得骨盆的稳定性，可见末端的随意运动（特

共同运动模式：中枢神经一旦受损，就不能以个别的肌肉单位进行运动（分离运动），只能通过多个肌肉在固定模式下进行运动。多数情况下，根据屈肌群、伸肌群将共同运动进行分类。

别是足关节背屈）的出现，因此在追求腹部收缩的同时也要求下肢进行空间操作（**OKC作业**）。

在本病例中，由于利用重物或束缚带等给予**参照**，容易得到持续性的收缩，所以将其作为自我训练引入。

本病例中需注意的一点是，不能采取非麻痹侧的单足站立位。由于躯干的低张力，骨盆的空间保持变得困难，麻痹侧功能瘫痪，结果使得非麻痹侧的支撑性也降低了。因此，通过将促进腹部的肌肉活动与平衡作业联系起来，实现非麻痹侧与躯干的协调，尝试将其活用于躯干功能的活动场景中。

●感觉区的运动诱发和初期学习

对抱怨"不知道怎么用力"的人说"用力"是强人所难。在这种时候，有效的方法是通过感觉输入等获得运动的契机。

围绕着中央沟的运动区和感觉区，在随意运动时也有合作，有可能通过感觉输入引起随意运动。

例如，握杯子的时候，根据杯子的形状和大小，事先准备手的张开方式。这种视觉**线索**（**cue**）会引起操作工具时的**手的姿势**（**预备状**）（**图1–19a**）。实际操作工具的时候，将诱发**手的惯用姿势**（**完成状**）[17]（**图1–19b**）。综上所述，由感觉刺激引起感觉区的活动，可使肌肉活动即运动表现出来[18]。

在初期的运动学习中，感觉信息成为线索。在进行运动作业的时候，"现在感觉哪里在用力？""有什么感觉？""作业成功时和失败时感觉到有什么差异吗？"一边确认对象的"感觉"，一边进行比较好。

●实现阶段性的运动强度和速度

在本病例中，由于锥体束障碍引起输出力低下，起初勉强活动，引起足关节肌肉同时收缩，反而阻碍了关节运动。另外，由于红核的代偿性作用，容易陷入原始的屈曲优势模式（详见第2章➡51页）。

如上所述，运动时过度用力（非麻痹侧的联合运动）会引起麻痹侧的联合反应和同时收缩等"错误的运动方法"，进一步使运动分解力下降。在判断过度影响达到什么程度的同时，辨别"正确运动"的可能性吧！

本病例从仰卧位等放松的肢体位置开始，一边轻击目标肌，一边进行自动辅助运动。在提高姿势水平的同时进行抵抗运动和快速运动，来确认运动的连续转换。

OKC：open kinetic chain，开链运动。

参照：在进行姿势保持或运动作业时，为了促进知觉，利用物体或环境进行提示。例如在身体倾斜（pushing）的情况下，利用墙壁可以更容易地保持正中轴。在本病例中，"这里要用力哦"，可在鼓励患者用力的时候作为容易理解的提示语使用。

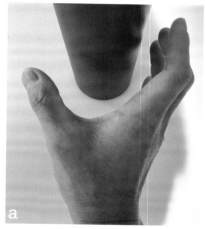

a. 预备状：根据物体的大小和形状事先摆好手的形状。

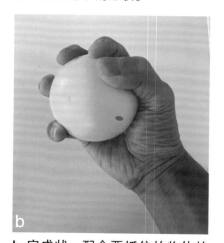

b. 完成状：配合要抓住的物体的形状和材质，使手适应。

图1–19 预备状与完成状

●功能性电刺激（FES）的运动学习

在本病例中，虽然患者陈诉"不知道用力的地方"，但是通过积极利用功能性电刺激（FES）等感觉输入，促使察觉本体感觉（awareness），将运动表达的机会和运动学习联系在一起。

FES作为实现功能恢复的训练要素，需重视正确引导这项功能。也就是说，**如何正确地运动，以多高的频率、多高的强度进行**，是影响运动学习的关键。近年来，除FES之外，还探索出了新的治疗方法，如矫形器疗法与新的神经模型（tDTS，BMI等）等联合疗法。

治疗时，一方面，要想办法改善受损的神经系统；另一方面，相关联区域的活化作用能够使神经系统整体的**血液流动状态改善**，有机会赋活受损较强区域的活动性（参照终章 ➡ 196页）。

神经系统的哪个要素会严重受损？通过逆向思维找出残留的这个关键要素，使损伤较小的区域活化，提高神经系统整体功能的方法也是一种康复策略。

■病程

损伤区域仅限于皮质区，锥体外系神经核未受到损伤，因此肌张力控制良好。一边确认是否能够通过正确的强度和速度负荷进行运动，一边进行高强度训练。

手指一直处于实用手的水平。起初，上肢在"大幅度挥手"等作业中出现肩胛带的晃动，准确性下降，但在早期得到了改善，包括料理在内的家务动作都能独立完成。

下肢Brunnstrom分期为V，可以进行分离运动，但是在速度测试中，小腿肌逐渐加强同时收缩，关节运动范围变得狭小。因此，步行稍微有点足下垂，但在出院时脱离了当初使用的简易型足踝矫形器（オルトップ®LH），可以在室内独立行走，室外可以用"T"拐杖移动。结果显示，FIM 125分，症状有所改善，除了远程室外步行时使用手杖及楼梯扶手之外，室外生活达到了自立的水平。

功能性电刺激：FES（functional electrical stimulation）

"脑卒中指南"中，在步行障碍、运动障碍的ADL康复方面，通过功能性电刺激，运动学习对步行能力的提高和肌肉再教育效果显著，推荐将其用于一般的康复（B级）。不仅有助于目标肌的收缩，还通过利用作为共同运动的全身运动模式的学习（例如步行、跨步、蹬步作业等同时进行），达到将治疗效果融于动作的目的。

运动麻痹

感觉障碍

意识障碍

共济失调

肌张力异常

失认症、失用症

偏侧空间忽视

执行功能障碍

姿势异常

步行障碍

精神、智力障碍

病例 2 因脑出血引起的皮质网状束损伤表现为姿势性肌张力障碍的病例（高位运动系统障碍）

■临床表现（入院第 40d）

基本信息 30 多岁，男性。

诊断名称 右脑出血（开颅血肿清除术后）。

障碍名称 左偏瘫（弛缓性运动麻痹）。

现病史 X 年 Y 月 Z 日在家中出现身体眩晕，紧急送院。即日施行开颅血肿清除术。之后全身状态稳定，入院第 39d 后转院到恢复期康复医院。

主要症状 躯干及麻痹侧的上、下肢近端肌呈肌张力低下，坐位、站立位状态下姿势不能保持在正中位，倒向麻痹侧。

运动功能

· BRS：Ⅱ－Ⅱ－Ⅲ。

· 感觉检查：轻度麻痹。

· MAS：3，躯干腹部及髋关节周围肌肉张力低下，足底屈肌和上肢屈肌的肌张力亢进。

· BBS：13 分 /56 分。

认知功能

　　住院时轻微觉醒不良（JCSI-1），**MMSE** 23 分，入院后1周内改善，**TMT** A部分 66s、B部分 164s，**RCPM** 36/36分，**FAB** 18/18分。原本智力水平较高，普通作业和行为中未见认知问题。

ADL

· FIM 运动项：47 分 /91 分。

　　入院初，在坐位以外的作业，出现了向麻痹侧跌倒的倾向，需要辅助。另外，由于站立位时肌张力低下，麻痹侧负重困难，只能在非麻痹侧占优势的情况下进行动作，因此ADL仅达到轮椅轻度辅助水平。

■影像观察（图 1-20）

　　脑动静脉畸形（AVM）引起的皮质内出血，使第一运动区正下方（灰质）至放射冠（白质）广泛受损。血肿累及壳核附近，但进行开颅血肿清除术后只剩下轻微的缺血性病变，避免了压坏大范围的大脑。但来自第一运动区及高级运动区的投射纤维受到了很大程度的损伤。

■系统障碍

　　在运动区至放射冠水平上的皮质脊髓束损伤引起的随意运动系统障碍的基础上，皮质网状束又受到损伤，从而确定为姿势控制系统障碍。特别在上、下肢随意运动时，因躯体肩胛带的肌张力低下出现了侧

MMSE：mini-mental state examination。认知功能检查（30 分为满分）23 分以下疑似为患有认知症，27 分以下疑似为轻度认知障碍（MCI）。

TMT：trail making test。
A 部分：测量将随机写的 25 个数字按顺序一笔画连起来的时间，检查注意的持续性。
B 部分：测量将随机写的 25 个数字和字母交替连接的时间，检查注意的分配性。

RCPM：Raven's coloured pro-gressive matrices，拉文斯颜色矩阵检查。使用视觉作业的非语言的智力检查法，以 36 分满分评分，24 分以下被评定为智力低下[19]。

FAB：frontal assessment battery，评估额叶功能的认知行为检查。6 个子项总分合计为 18 分[20]。

屈或后退。因部分血肿导致大脑基底核受损，转院时出现痉挛，但病情逐渐好转。

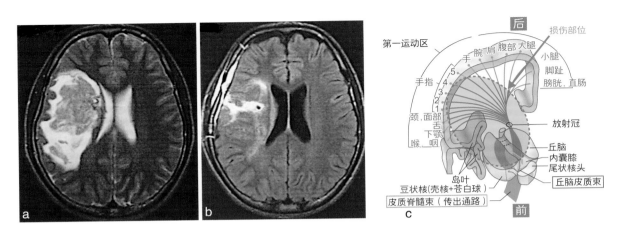

图 1-20　开颅血肿清除术前后的 MRI 影像和示意图
a. 开颅血肿清除术前的 T2 图像；b. 开颅血肿消除术后 1 个月的 FRAIR 影像；c. 损伤部位的示意图

对于认知功能，在发病初期，因前额叶皮质的血肿损伤了额桥束和尾状核头，出现了认知环路（第6章 ➡ 第143页）功能低下，暂时性的觉醒水平低下以及注意力障碍，施行了血肿清除术，从而避免了造成致命的损害。

■康复策略

主要问题是：由于抗重力的躯干活动低下，在活动上、下肢时，发现肩胛带和骨盆带后退，观察到中心侧的不稳定性。主要原因是：不能维持对抗重力的姿势而产生的不稳定性、四肢运动时产生的反作用和应对加速度的姿势控制系统的弱化。

因损伤范围比较广，出现了锥体束损伤，预测血肿清除及脑血流动态活化能改善病情，随着姿势作业的进行，上、下肢的随意运动的作业难度渐增，以逐渐获得姿势的稳定性。

●诱导姿势控制的反应

为了解决姿势的问题，必须考虑重力的作用。姿势经常处于重力这种外力的影响下。在此过程中，需在保持重心稳定的同时进行动作。这种活动的性质是"**反应**"，为了诱导这种反应，需要**刺激**。为积极地采取抗重力体位，给予重力刺激，激活姿势控制系统，增强姿势固定肌的活动。相反，在卧位的状态下，即使随意肌能够活动，但姿势固定肌却不能活动[21]。抗重力活动不能进行时，从高姿势水平（站立位）开始，阶段性地向低姿势水平（坐位或卧位）制订康复策略。

另外，追随姿势水平变化的反应较弱，动作转换时间也会延迟。能够进行反应的要点有：①获得正确的调节；②寻找（等待）得到反应的时机；③姿势变换的速度从开始的缓慢到逐渐加快（随意过快或过慢都是可行的）。

由随意运动和步行产生的关节运动，会产生物理的反作用和加速度。伴随着姿势控制系统或者预测性地控制以保持平衡的功能，即**预测性姿势调整**（APAs）功能（➡ 22页）。在动态场景中，姿势（躯干和四肢的近端肌）是否发生不稳定性，还有能在什么时候观察到，知道这些才能确认中枢和末梢，即稳定与移动（stability & mobility）的关系。

●针对肩胛带的方法

在考虑躯干调整的时候，不能忘记的是肩胛带。当上肢近端肌的肌张力低下导致肩胛骨下垂或变为屈曲位时，胸大肌会缩短，促使上肢屈肌痉挛（**图1–21a**），进而胸廓呈屈曲位，使躯干肌弛缓。再加上上肢带的重量，原本就虚弱的躯干就变成了"重石"，不仅抗重力的活动受到了阻碍，失去控制的上肢带也会对姿势造成干扰。

为了让肩胛带参与姿势控制而促进肩胛带周围肌肉和背肌群持续的肌肉收缩，以达到在内旋、上举位时肩胛带调节的稳定性。如此，躯干肌（特别是腹肌群）容易发挥作用（**图1–21b**）。如果因肩痛等原因而使肌肉难以收缩，考虑使用矫形器等。上肢矫形器（**图1–22**）有望起到稳定肩胛带、促进躯干正常肌肉活动的作用[22]。因此，需要掌握肩胛带在上肢作业活动中，以及在姿势控制和步行方面的重要因素。

●定位

定位（placing）是四肢在空间保持姿势反应的一种。在进行四肢的随意运动时，主要通过预备（设置）近端关节周围肌肉的张力来进行锻炼，

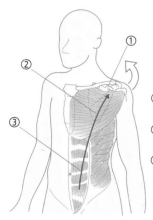

① 肩胛带在内旋、上举位稳定时。

② 胸大肌和胸小肌使胸廓抬高。

③ 腹斜肌和腹直肌的静止张力提高，使肌肉活动进入容易输入的状态，肌肉活动提高。

a.肩胛骨对躯干调节的影响

b. 徒手方法：激活肩胛带周围肌肉，提高躯干调整的安全性

图1–21 肩胛带的使用方法

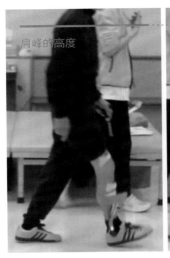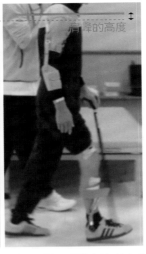

在维持期的偏瘫病例中，出现痉挛状态，有时需要将肩胛带在下屈、后退位进行固定。这是为了防止肩胛带和躯干的不稳定性的代偿策略模式化所导致的现象。为了改善这种情况，需从根本上改善不稳定性，则需要抑制近端关节反应之前发生的痉挛模式。

a. 无上肢矫形器　　　　b.有上肢矫形器（输出力↑）

图 1-22　通过上肢矫形器对躯干调节的改善

因而容易进行运动。此外，在运动出现之前，通过预测干扰或下一步要做的运动，发挥姿势控制的APAs的功能。姿势不受影响，运动就可顺利进行。因此，定位可以看作是姿势控制系统的一部分。

在开展治疗中，如知识拓展中所示"作业难易度的设定：运动要素"（➡ 下一页），在进行随意运动的作业时，达到近端关节定位的同时，阶段性地提高姿势水平。脑卒中偏瘫患者有时会出现反应延迟的现象，因此诱导适当的调节，"等待"姿势性肌张力的反应也是成功的关键。

●通过步行进行网状脊髓束的激活

作为姿势控制的作业，步行是一种最能提高姿势水平、有活力且刺激丰富的方法。步行时，调节运动模式或节奏的发生器（中枢模式发生器，CPG），在姿态控制系统中发送投射来调整姿势性肌张力，同时控制步行。将这种特性反向利用，就有了用CPG激活姿势控制系统的策略。在动物实验中，一旦刺激步行诱发区，可观察到类似于步行模式的肌肉活动。通过积极激活发生器系统，可活化接受投射的网状结构。步行时考虑重心制动和保持姿势的姿势固定肌的功能，以及为了承受地面反作用力，调节成为必需，所以辅助躯干、活用足踝矫形器，一边辅助身体的稳定性，一边步行很重要。

■病程

发病后不久，血肿引起的损坏累及壳核，导致肌张力异常，特别是当足踝关节变换姿势时，出现了阵挛。但是，因为避免了血肿带来的致命损伤，阵挛逐渐消失，躯干及上下肢近端肌的稳定得到了改善，因而减轻了痉挛。

发病后5个月，恢复期从康复病房出院时，Brunnstrom分期为V-IV-V。最初，上肢出现轻微脱臼且伴随疼痛，动作中，上肢参与的延迟（遗忘）通过肩胛带的肌张力改善而消失。在应用性的步行训练中，特别是在快速转换方向时，由于仍存在足关节内翻方向的不稳定性，因此使用了油压制动型足踝矫形器和T形手杖，在室外行走和上下楼梯时可以独立运行（电车使用则需要监督）。

之后转至门诊，继续康复训练。足踝关节的随意性提高，步行中足踝关节运动也稳定，因此发病后8个月变为体育场的搬运员。发病后10个月可以行走，脱离了矫形器而完全自立。

知识拓展

作业难易度的设定：运动要素

作业难易度可以从运动要素和姿势水平2个角度来设定（姿势水平 ➡ 下一页）。

运动要素需考虑到痉挛的影响，选择能诱发正确运动（correct movement）的强度和速度（表）。为了弄清运动的分解能力，为了调动目标的关节运动，其他的运动由治疗师引导抑制。主动肌、拮抗肌、共同肌等受到相反神经支配影响，肌肉和运动相互切换，可以更随意地进行控制。

为了将干预引发的随意运动与实际动作相结合，重点练习以动作的运动模式和时间等运动学特性（运动条件）为重点的作业。不单是"试着做作业"，而是使用治疗师的操作（指导）干预：①调整运动负荷（辅助量）；②为了分辨运动而控制不需要的运动；③设定运动的时间和速度；④最好分别按照不同目的进行，比如帮助运动的流畅度等（图）。

表 运动要素的选择

运动要素：可以引发正确的运动。
判断难易度：①运动强度；②运动的分解能力；③运动的速度和时间；④运动的流畅度。

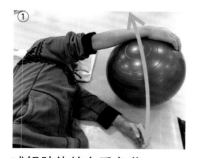

减轻肢体的自重负荷

在坐位和立位时会变成抗重力肢位，为了固定不稳定的肩胛带，会加重痉挛。图片①中，在侧卧位减轻重力负荷的同时，利用球引导运动方向，获得三角肌的随意收缩。

图 阶段性方法的开展

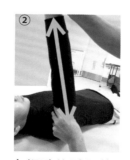

在仰卧位引导伸展动作

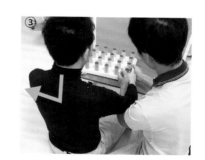

在坐位引导伸展动作

仰卧位是躯干的稳定姿势，可以专心致志地集中肩胛带的作业。照片中，使肩胛带略微离床，在保持空间的同时给予三角肌感觉刺激，以获得随意的肩关节运动。其操作简便、通用性强，是一种容易获得即时效果的方法，关键在于始终是"引导"而不是"被动"。虽然提示了动作的方向性，但等待跟随的感觉很重要。从下方支撑上肢的重量，同时注意"引导"运动方向。图片③的伸展动作，虽然从前腕开始加入训练来支持肩胛带，但运动的意识还是指向手指，通过视觉反馈来进行。

作业难易度的设定：姿势水平

姿势水平很大程度上会影响随意运动。为了不产生代偿作用，设定作业难易度时要注意以下几点。另外，即使是错误的代偿策略，如果全部否定，患者也会变得不安，无法进入正确的姿势控制系统。应设定让患者不会感到恐惧的作业难易度。

例如，端坐位上，以上肢的进食动作作为作业的情况下，明确在该作业中所需要的随意运动，以及在什么样的关节运动和分离运动中会出现问题。是肘关节的屈曲，还是与指关节的联合运动，在此基础上，设定诱发正确动作的作业。同时，对姿势水平、有无代偿性姿势等进行评估，调整环境以取得端坐位。

固定倾向较强时，要准备稳定姿势的环境。通过对桌子、墙壁、座椅配备垫子，以及在立位时装置矫形器等提高物理稳定性，从而调整作业难易度。

要想获得实用的姿势控制系统，必须具备对运动和动作产生干扰（反作用和加速度）的适应能力。在设定作业时，以姿势水平为基础，相当于为随意运动和步行增加一些动作，旨在适应自动的姿势控制系统。

表 姿势水平的选择

在肌张力调整困难的病例中，正确设定姿势水平：①卧位；②坐位；③膝立位；④立位；⑤步行等的动态姿势。

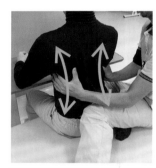

图 1　徒手对姿势调节的纠正

采取非对称性姿势可能是因非麻痹侧躯干和麻痹侧屈肌而使用的代偿策略。首先用桌子等使坐位稳定，由此解放了用于固定姿势的四肢，具备了进行随意运动作业的条件。

照片中，使双手、肘以及胸部与桌子接触，减轻肩胛带周围的张力，在骨盆保持前倾位的状态下，治疗师进行胸廓矫正。

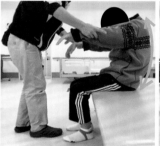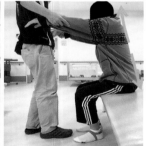

图 2　引发远程诱导躯干分节的姿势反应

从稍远的上肢带引导坐位上的骨盆倾斜。这个场景要求腹肌群持续且阶段性地进行肌肉活动（graded control）。要点是在确认躯干肌肉活动的同时，需以不间断的速度收缩来变化姿势。如果腹部不易收缩，可以通过躯干的抗负荷或简单的起身动作等，促通腹部收缩感觉后再进行。

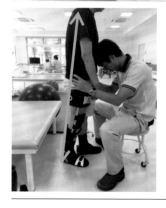

图 3　对足踝矫形器的调整

为了促进下肢的支持性肌肉活动，麻痹侧需要负荷。但是弱化的麻痹侧不能支撑自重，因此利用矫形器等对麻痹侧施加负荷，此时需要保持适当的调节。对于最不稳定的髋关节，将关节窝（即髋臼）的下肢负荷线合并，引导躯干沿该负荷线向上伸展。

引用文献

[1] 内藤栄一：運動制御と身体認知を支える脳内身体表現の神経基盤．理学療法学 43：59-62，2016

[2] 丹治順：脳と運動第 2 版—アクションを実行させる脳—（ブレインサイエンス・シリーズ 17）．p25，共立出版，2009

[3] 服部孝道（監訳）：一目でわかるニューロサイエンス第 3 版．p77，MEDSi，2009

[4] 西条寿夫，他（監修）：リハビリテーションのためのニューロサイエンス—脳科学からみる機能回復．p48，51，メジカルビュー社，2015

[5] 松波謙一，他：最新 運動と脳—体を動かす脳のメカニズム（ライブラリ脳の世紀：心のメカニズムを探る），p71，サイエンス社，2000

[6] 阿部浩明，他：拡散テンソル画像・拡散テンソルトラクトグラフィーの理学療法領域における臨床応用．理学療法学 43：349-357，2016

[7] 西条寿夫，他（監修）：リハビリテーションのためのニューロサイエンス—脳科学からみる機能回復．p55，メジカルビュー社，2015

[8] 本間研一（監修）：標準生理学 第 9 版．p353，医学書院，2019

[9] 西野仁雄，他：運動の神経科学—基礎から応用まで—．p64，有限会社ナップ，2000

[10] Grefkes C, et al：Reorganization of cerebral networks after stroke：new insights from neuroimaging with connectivity approaches. Brain 134：1264-1276, 2011

[11] Andrews A W, et al：Distribution of muscle strength impairments following stroke. Clin Rehabil 14：79-87, 2000

[12] Noskin O, et al：Ipsilateral motor dysfunction from unilateral stroke：implications for the functional neuroanatomy of hemiparesis. J Neurol Neurosurg Psychiatry 79：401-406, 2008

[13] Yoo J S, et al：Characteristics of injury of the corticospinal tract and corticoreticular pathway in hemiparetic patients with putaminal hemorrhage. BMC Neurol 14：121, 2014

[14] Grefkes C, et al：Reorganization of cerebral networks after stroke：new insights from neuroimaging with connectivity approaches. Brain 134：1264-1276, 2011

[15] 森進（翻訳）：拡散テンソル法によるヒト脳白質の MRI アトラス〜MRI Atlas of Human White Matter（KS 医学・薬学専門書）．p21，講談社，2007

[16] Madhavan S, et al：Corticospinal tract integrity correlates with knee extensor weakness in chronic stroke survivors. Clin Neurophysiol 122：1588-1594, 2011

[17] 嶋脇聡，他：把持動作の手指プリシェイピングに及ぼす視覚情報の影響．人間工学 47：31-35，2011

[18] 西野仁雄，他（編）：運動の神経科学—基礎から応用まで．p99，ナップ，2000

[19] 杉下守弘，他：日本版レーヴン色彩マトリックス検査手引．p1-9，日本文化科学社，1993

[20] Dubois B, et al：The FAB：a frontal assessment battery at bedside. Neurology 55：1621-1626, 2000

[21] 斉藤昭彦（訳）：腰痛に対するモーターコントロールアプローチ，腰椎骨盤の安定性のための運動療法．p4，医学書院，2008

[22] 山川諒太，他：肩甲帯アライメントの変化が脳卒中片麻痺患者の歩行に及ぼす影響—Gait JudgeSystem を用いた検討—．理学療法東京 3：42-47，2015

运动麻痹
感觉障碍
意识障碍
共济失调
肌张力异常
失认症、失用症
偏侧空间忽视
注意力障碍 执行功能障碍
姿势异常
步行障碍
精神、智力障碍

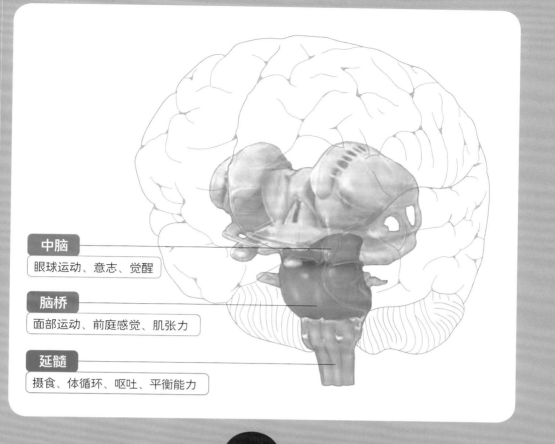

中脑
眼球运动、意志、觉醒

脑桥
面部运动、前庭感觉、肌张力

延髓
摄食、体循环、呕吐、平衡能力

第2章

脑干相关的神经系统

神经核的密集地带、辅助运动的幕后力量

脑干由中脑、脑桥、延髓构成。大脑皮层作为统合各种信息的上位中枢发挥作用，而脑干拥有很多作为锥体外系投射纤维的下位中枢而发挥作用的神经核。另外，这也是连接大脑皮层与脊髓投射纤维的纤维束集中的部位。

锥体外系的大多数神经核都与小脑联系，以维持平衡功能。脑干还与步行诱发区（第8章）密切协作，承担步行控制的一部分。

本章中，我们重点关注脑干中与运动控制相关的代表性神经核和投射纤维。

1. 脑干相关的神经系统概述

为了保持平衡，不仅需要适应当时的作业和环境的运动功能，还需要认知所必需的知觉，即躯体感觉、前庭感觉和视觉的信息（图2-1）。

脑干具有处理这些信息的神经核，调整肌张力以保持平衡。

具有代表性的神经核有红核、上丘（顶盖）、网状结构、前庭核、脑桥核、脑神经核。它们作为下行投射纤维的神经核，调节肌张力，控制运动。

该下行性投射纤维按走行部位分为**腹内侧系**和**背外侧系**，它们的功能特性各不相同。腹内侧系由**网状脊髓束**、**前庭脊髓束**、**顶盖脊髓束**组成，参与四肢近端肌和躯干姿势性肌张力的调节；背外侧系由**皮质脊髓束**和**红核脊髓束**组成，参与四肢远端肌的精巧运动。

这些除了皮质脊髓束以外的投射纤维，相对于第1章解说的锥体系，归类为**锥体外系**（**图2-2**）。

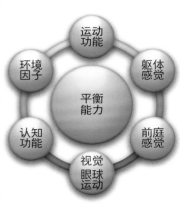

图 2-1 平衡所需的功能

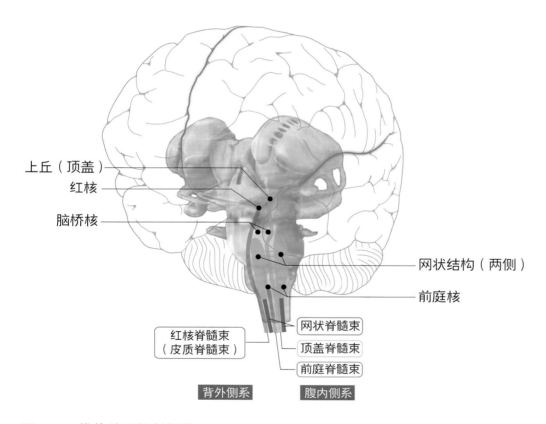

图 2-2 锥体外系投射纤维

1. 网状脊髓束

【投射】脑干网状结构至脊髓运动神经元的连络。

【功能】与 α、γ 这 2 种脊髓运动神经元连接，调节随意运动、反射活动和姿势性肌张力（姿势稳定化系统）。

2. 前庭脊髓束

【投射】从前庭神经核主要投射至伸肌的运动神经元。

【功能】前庭神经核接收前庭迷路系统的输入，参与维持抗重力姿势（平衡反应系统）。

3. 顶盖脊髓束

【投射】从中脑的上丘到达脊髓前索的内侧部。

【功能】参与颈部对视觉刺激的反射运动（眼球 – 头颈部协调系统）。

4. 红核脊髓束

【投射】中脑的红核至脊髓运动神经元的连络。

【功能】红核接受来自大脑皮层和小脑的投射，调节屈肌的肌张力，是健康人中退化的纤维（随意运动辅助系统）。

5. 皮质脑桥束（额桥束、顶桥束、颞桥束、枕桥束）

【投射】主要是前额叶皮质至脑桥核的连络。

【功能】连络脑桥核与小脑，充当认知功能的辅助系统（皮质联合区系统）。

需要掌握的重点

□ 大脑皮层是指令、统合中枢，脑干承担下位的限制回路的角色。

□ 脑干与小脑和皮质下神经核保持密切联系，主要作为调节与平衡能力相关的肌张力的姿势控制系统发挥作用。

□ 姿势稳定化系统与负责随意运动和行走的发生器系统密切相关，通过脑干网状结构，预先且随时随地地保持姿势。

运动麻痹

感觉障碍

意识障碍

共济失调

肌张力异常

失认症、失用症

偏侧空间忽视

注意力障碍 执行功能障碍

姿势异常

步行障碍

精神、智力障碍

2. 脑干的结构

脑干由中脑、脑桥、延髓构成（**表2-1，图2-3、图2-4**）。脑干中存在各种各样的神经核。本节将介绍脑干的神经核，特别是与平衡控制有关的红核、网状结构、前庭核。

表 2-1　脑干的结构

	中脑	脑桥	延髓
主要器官	中脑盖（四叠体：上丘，下丘） 被盖（黑质，红核） 小脑上脚 腹侧被盖区	小脑上、中脚 蓝斑核 前庭核 网状结构 脑桥核	橄榄核 延髓网状结构 小脑中、下脚
主要功能	·作为视觉和听觉的中继点，控制眼球运动。另外，向小脑投射信息，由小脑向大脑皮层传送信息。 ·负责控制随意运动和不随意运动。 ·控制冲动和欲望	·背侧负责面部和前庭感觉、眼球运动的脑神经核，与小脑形成横向通路，调节注意力和觉醒水平。 ·腹侧是随意运动的投射纤维束的下行通路，作为大脑和小脑的中继站发挥作用	·包含呕吐、吞咽、唾液、呼吸以及循环、消化的自主神经的神经核。承担维持生命所需的功能。 ·将来自末梢的信息传递到小脑，投射到脑干神经核
障碍举例	眼运动障碍 不随意运动	【腹侧】运动麻痹 【背侧】眼球运动障碍、平衡障碍	延髓背外侧综合征（Wallenberg syndrome）
脑神经	动眼神经（Ⅱ） 滑车神经（Ⅲ）	三叉神经（Ⅴ） 外展神经（Ⅵ） 面神经（Ⅶ） 前庭蜗神经（Ⅷ）	舌咽神经（Ⅸ） 迷走神经（Ⅹ） 副神经（Ⅺ） 舌下神经（Ⅻ）

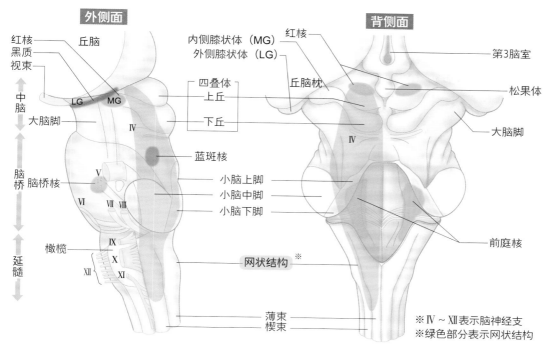

图 2-3 锥体外系投射纤维

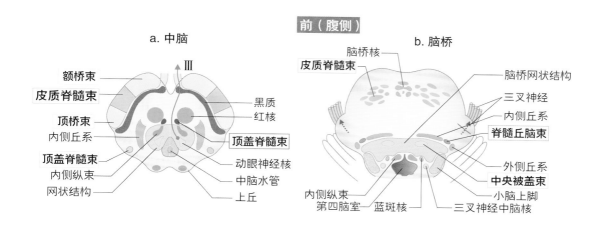

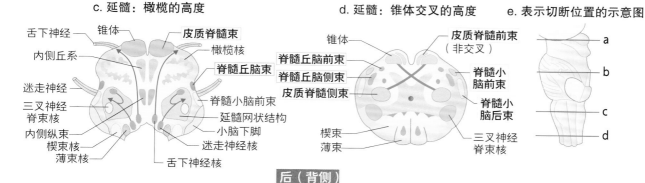

图 2-4 脑干的水平面

1 中脑：红核

红核位于中脑被盖的中央部分，与黑质相接。因为富含血管和铁，看起来是红色的，故取名为"红核"。红核与丘脑、小脑、脊髓联系，形成红核脊髓束，与运动控制有关。

包括人类在内的灵长类动物，由于大脑皮层发达，通过皮质脊髓束的运动控制成为主体[1]。红核作为皮质脊髓束的辅助，特别是作为与上肢屈肌随意运动相关的背外侧系纤维的神经核，在锥体束损伤时具有侧副通路的功能[2]。近年来有学者指出，其具有皮质脊髓束损伤时的替代作用（终章➡196页）等，有待发现红核更多的功能。

红核分为**红核大细胞部**和**红核小细胞部**。红核大细胞部主要作为脊髓束的传出核发挥作用，红核小细胞部形成了投射到下橄榄核的中央被盖束。在**中央被盖束**，下橄榄核发出攀缘纤维到对侧的小脑皮质，形成从小脑上脚返回至红核的回归性环路（**Guillain-Mollaret三角**）（图2-5）。

有报告指出，如果红核损伤，会出现：①下颌向患侧倾斜；②健侧的半身不全麻痹，意向性震颤，运动失调。

红核经由橄榄–小脑在大脑基底核形成环路，参与运动控制。由于健康成人受到上位中枢的统管，因此也认为红核是退化的神经核（纤维）。

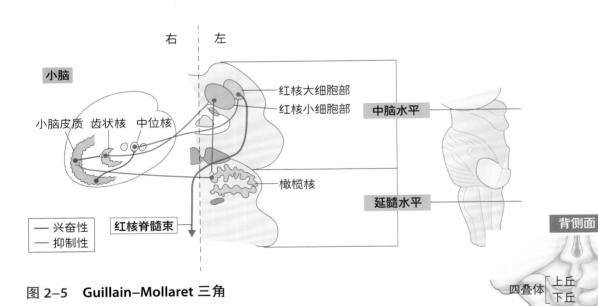

图 2-5 Guillain–Mollaret 三角

2 中脑：上丘（顶盖）（图2-6）

其与红核的高度差不多，最背侧有**上丘**。上丘也称为**顶盖**，投射约10%的视网膜的视觉信息（其余90%是通过视交叉，经丘脑的外侧膝状体投射至初级视觉皮层），参与视觉探索中使用的快速眼球运动（saccade，快速眼动，第5章知识拓展➡118页）[3]。

顶盖向脊髓运动神经元发送投射，引起眼球和头部移动的定位反应。这条通路被称为**顶盖脊髓束**。

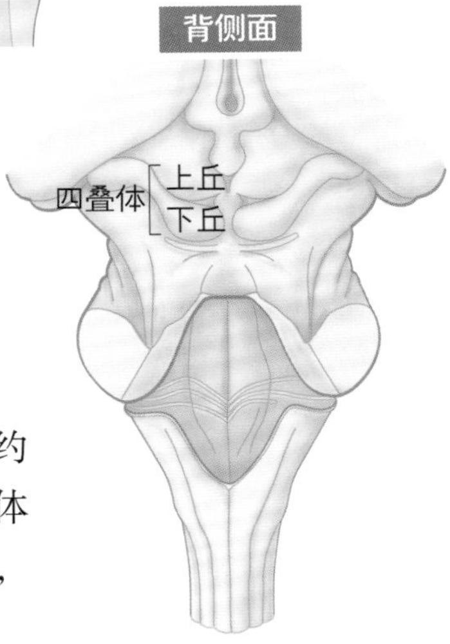

图 2-6 上丘（顶盖）的位置

③ 脑桥、延髓、网状结构

位于脑干背侧纵向的神经细胞群，由于形成网状神经纤维，所以被称为"网状结构"。

网状束沿脊髓前索或侧索下行，脑桥网状脊髓束为非交叉性，而延髓网状脊髓束具有交叉性和非交叉性2种纤维，因此左右一体发挥作用[4]。

网状结构的上行和下行纤维功能不同，**上行性网状结构激活系统**是维持觉醒和注意力，下行的**网状脊髓束**的神经核控制姿势性肌张力。

网状脊髓束接受辅助运动区和运动前区（6区）的输入（皮质网状束），承担着姿势控制系统的主要作用[5]。网状结构在结构上分为脑桥网状核（脑桥吻侧网状核，脑桥尾侧网状核）和延髓网状核（**大细胞网状核，小细胞网状核**）（图2-7）。

脑干网状结构通过脚桥被盖区接受构成运动环路的苍白球内侧及黑质网状部的投射，同时也接受中脑步行诱发区的投射。步行诱发区与中枢性步行模式生成器（CPG）的驱动有关，因此网状结构也与步行相关。

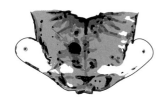

① 脑桥网状核
- 来自脑桥
- 单侧性支配
- 沿同侧脊髓前索下行
- 投射至脊髓前角的介导神经元层和躯干肌运动神经元层

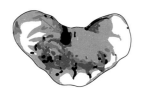

② 大细胞网状核
- 来自延髓背侧
- 双侧性支配
- 沿同侧脊髓前索下行
- 投射至脊髓前角的介导神经元层和躯干肌肉运动神经元层

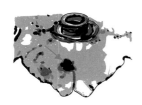

③ 小细胞网状核
- 来自延髓背侧
- 双侧性支配
- 从前索到侧索广泛分布
- 除了投射至背髓前角的介导神经元层和躯干肌运动神经元层之外，还投射至前角外侧的四肢肌运动神经元层和中间层

图2-7　网状核的分类

〔松山清治，他：脳幹步行中枢と網様体脊髄路·赤核脊髄路. Clinical Neuroscience 33：755，2015〕

④ 脑桥：前庭核（图2-8）

掌管平衡感觉的**前庭核**位于脑桥的背侧部。前庭核根据其结构特征分为4个核[6-7]。

外侧核接受耳石器的投射，作为前庭脊髓外侧束的输出核，主要调节下肢伸肌的肌张力。

前庭迷路是平衡感觉的感受器，有耳石器（球囊和椭圆囊）和半规管。耳石器能检出直线加速度，半规管能感受旋转运动的角加速度，并传送到前庭神经[5, 7]。

运动麻痹

感觉障碍

意识障碍

共济失调

肌张力异常

失认症、失用症

偏侧空间忽视

注意力障碍 执行功能障碍

姿势异常

步行障碍

精神、智力障碍

内侧核接受半规管的投射，通过内侧丘系，根据姿势的变化和旋转保持颈部和躯干的垂直性。

　　上核接受小脑（绒球小结叶和顶核）和半规管的输入，输出至同侧的滑车神经核和动眼神经核，与眼球控制有关。

　　下核接受小脑（绒球小结叶和顶核）和椭圆囊、球囊的投射，输出至前庭小脑，参与平衡功能和肌张力的调节。

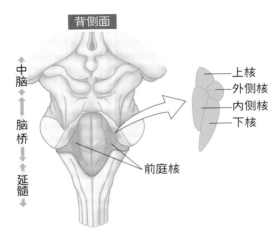

图 2-8　前庭核的位置和功能

5 脑桥：脑桥核（图 2-9）

　　脑桥核在脑干的中部，脑桥的中央部的小脑前核接受来自联合区（特别是前额叶）的投射。脑桥核通过小脑中脚形成脑桥小脑束，在脑桥交叉，将来自大脑皮层的信息传递至对侧小脑。

6 脑神经系统的脑神经核

　　在脑干，12对脑神经中存在10个脑神经核（除大脑水平的嗅神经［Ⅰ］和视神经［Ⅱ］之外）（表2-2）。

　　脑干的脑神经系统具有感觉性和运动性的核，掌管着各个神经支的感觉和运动（除三叉神经感觉支和前庭蜗神经之外）。特别是运动性的神经核接受来自大脑皮层的投射。详细参照皮质核束（➡20页）的解说。

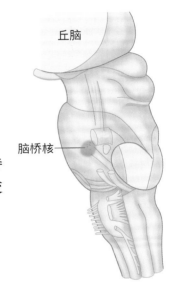

图 2-9　脑桥核的位置

表 2-2　脑干的结构

支	第Ⅰ	第Ⅱ	第Ⅲ	第Ⅳ	第Ⅴ	第Ⅵ	第Ⅶ	第Ⅷ	第Ⅸ	第Ⅹ	第Ⅺ	第Ⅻ
神经	视	嗅	动眼	滑车	三叉	外展	面	前庭窝	舌咽	迷走	副	舌下
类型	感觉	感觉	运动 自主	运动	运动 感觉	运动	运动 感觉 自主	感觉	运动 知觉 自主	运动 感觉 自主	运动	运动
部位	大脑水平		中脑水平		脑桥水平				延髓水平			

3. 脑干相关的系统

1 姿势稳定化系统：网状脊髓束（图2-10）

【通路】辅助运动区 / 运动前区 ➡ 网状结构 ➡

　　➡（1）经由脊髓介导神经元（主要是 γ）的运动神经元（网状脊髓束）；

　　➡（2）壳核 ➡ （运动环路）➡ 运动相关区域（部分接受前庭神经核的　　投射）（回归环路）。

【主要的投射纤维】（脑桥和延髓）网状脊髓束，皮质网状束，小脑网状结构投射，前庭网状结构投射。

【功能】对抗重力调节关节的位置以及维持姿势时的四肢近端肌和躯干肌的肌张力，使姿势稳定。

【障碍】网状脊髓束接受皮质、额叶、小脑、大脑基底核等各个部位的广泛输入，因此更容易受到脑损伤带来的影响（第1章 ➡ 23页）。受损后，出现腹肌群等躯干肌和四肢近端肌功能不全（**肌张力低下**）。

由于网状结构的损伤，有时会出现呃逆（打嗝）。

运动麻痹

感觉障碍

意识障碍

共济失调

肌张力异常

失认症、失用症

偏侧空间忽视

注意力障碍　执行功能障碍

姿势异常

步行障碍

精神、智力障碍

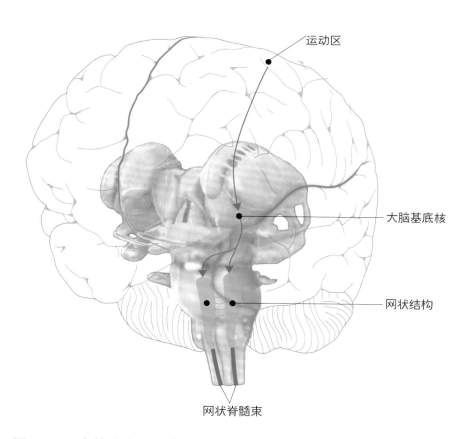

　　　　　　　　　　　　　运动区

　　　　　　　　　　　　　大脑基底核

　　　　　　　　　　　　　网状结构

网状脊髓束

图 2-10　姿势稳定化系统：网状脊髓束

② 平衡反应系统：前庭脊髓束（图2-11）

【通路】（图2-12）前庭器官（半规管，耳石器）➡ 前庭蜗神经（Ⅷ）
➡ 平衡功能相关区域

    ➡（1）前庭外侧核 ➡ 同侧脊髓侧索腹侧 ➡ 颈椎－骶椎水平
       的脊髓（γ及α）运动神经元；
    ➡（2）前庭内侧核（前庭上、下核）➡ 内侧纵束 ➡ 颈椎－上
       胸椎水平的脊髓前角细胞。

来自前庭神经核的纤维的分支从小脑下脚进入小脑绒球小结叶，再回
到前庭神经核。

【主要的投射纤维】前庭脊髓束、齿状红核束、齿状丘脑束、丘脑皮质束、
前庭顶核投射、前庭核动眼神经及外展神经投射。

【功能】根据平衡感觉，调整保持平衡的肌张力。前庭神经核接受来自前
庭蜗神经（Ⅷ）之外的平衡功能相关区域〔大脑皮层、小脑、网状结构、
眼球运动神经核（Ⅲ、Ⅳ、Ⅵ）〕的投射，因此大致分为2个通路：

（1）前庭脊髓外侧束：调节保持伸张反射等全身平衡的同侧抗重力
    肌的肌张力。
（2）前庭脊髓内侧束：调节保持头颈部平衡的两侧颈部的肌张力。

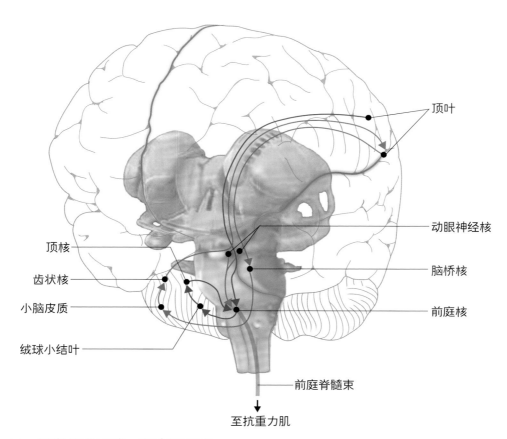

图 2-11　平衡反应系统：前庭脊髓束

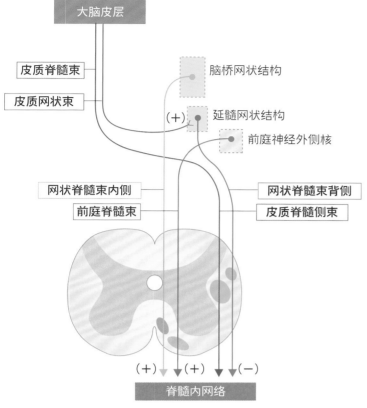

图 2-12　前庭脊髓束和网状脊髓束的通路

〔Li S，et al：New insights into the pathophysiology of post- stroke spasticity. Front Hum Neurosci. 2015 Apr 10；9：192. doi：10.3389/fnhum.2015.00192. eCollection 2015〕

【障碍】前庭脊髓束与脑桥网状结构一起接受来自运动皮层的投射，对脊髓的牵张反射具有兴奋作用。相反，延髓网状脊髓束对脊髓的牵张反射具有强烈的抑制作用。也就是说，前庭脊髓束和网状脊髓束调节着脊髓牵张反射的兴奋性 / 抑制性的平衡，它们的损伤是导致牵张反射异常而出现**痉挛**的主要原因。

❸ 眼球 – 头颈部协调系统：顶盖脊髓束（图2-13）

【通路】

枕叶视觉区 ➡ 视辐射 ➡ 丘脑（外侧膝状体）➡ 上丘

颞叶听觉区 ➡ 听辐射 ➡ 丘脑（内侧膝状体）➡ 下丘 〕 ➡ 顶盖前区

➡ 背侧顶盖交叉 ➡ 脊髓前角细胞 ➡ 颈肌。

【主要的投射纤维】顶盖脊髓束。

【功能】接受向皮质纤维传递的视觉、听觉信息，头部反射性地偏向受到刺激的方向，容易捕捉视觉和听觉信息（**视觉和颈部的协调运动**）[8]。

【障碍】**瞬目反射**和**反射性注视运动障碍**。另外，由于对视觉和听觉的颈部反射发生障碍，可能导致视觉、听觉信息延迟乃至减弱。

瞬目反射：当眼睛接近或要触摸物体时，或受到较大的声音或强光刺激时发生的瞬间的闭眼反应。顶盖脊髓束还向颈部前角细胞发送神经冲动，不仅会闭眼，还会产生突然把头避开的动作[6]。

反射性注视运动：指用眼睛和头部自动地追逐移动着的物体的运动。

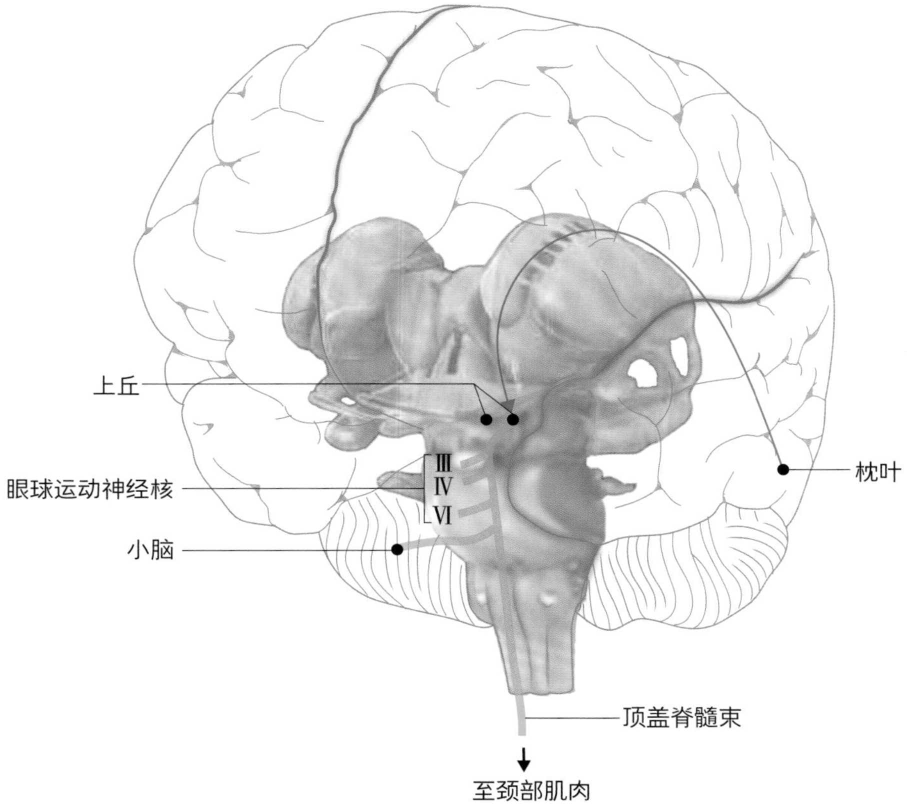

上丘

眼球运动神经核

Ⅲ
Ⅳ
Ⅵ

小脑

枕叶

顶盖脊髓束

至颈部肌肉

图 2-13　眼球 – 头颈部协调系统：顶盖脊髓束

④ 随意运动辅助系统：红核脊髓束（图2-14）

【通路】第一运动区、小脑 ➡

➡（1）红核大细胞部 ➡ 腹侧被盖交叉 ➡ 脊髓侧索 ➡ 经过脊髓介导神经元的 α 运动神经元（红核脊髓束）；

➡（2）中脑红核小细胞部 ➡ 橄榄核 ➡ 小脑新皮质 ➡ 齿状核 ➡ 小脑上脚 ➡ 丘脑 ➡ 皮层运动相关区（回归环路）。

【主要的投射纤维】红核脊髓束，红核橄榄投射（中央顶盖束）。

【功能】红核脊髓束与伸肌－屈肌的相反抑制支配相关，利用 I a、I b 反射和 α-γ 偶联等的相反性回路和屈曲反射，使四肢远端的屈曲运动顺利进行。

【障碍】人的红核一旦损伤，就会出现同侧的**动眼神经麻痹**和对侧的**不完全偏瘫**以及**震颤**等自发性不随意运动[9]。

从血管支配区的观点来看，只损伤红核的情况很少，该观点也认为这些症状是由锥体束损伤引起的。近年来，有报道称锥体束损伤后的功能恢复与红核的代偿功能有关，其功能备受关注[1]。

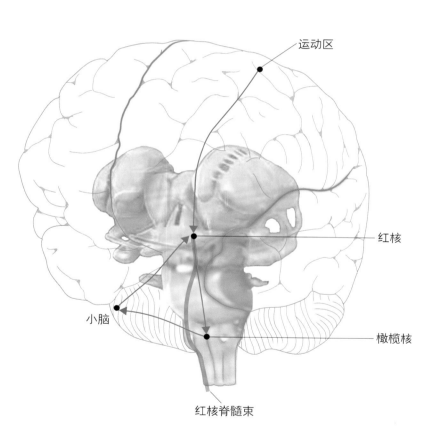

图2-14　随意运动辅助系统：红核脊髓束

运动区
红核
小脑
橄榄核
红核脊髓束

5 皮层联合区辅助系统: 皮质脑桥束（图2-15）

【通路】皮层联合区 ➡ 额桥束、顶桥束、颞桥束、枕桥束 ➡ 脑桥核 ➡ 小脑中脚 ➡ 小脑新皮质 ➡ 齿状核 ➡ 丘脑 ➡ 大脑相关皮层 ➡ 背侧顶盖交叉 ➡ 脊髓前角细胞 ➡ 颈肌。

【主要的投射纤维】皮质脑桥束、齿状红核束、齿状丘脑束、丘脑皮质束。

【功能】接收各皮质发送的信息，将二次神经元投射至小脑（大脑小脑的神经联络）。在小脑中，以信息为基础生成内部模型（离心性复制），监控运动和认知功能的输出，基于调控的反馈控制和内部模型，在无意识水平下进行前馈控制。

【障碍】纤维比较多，因此皮质脑桥束损伤的代表性症状是**同侧的运动障碍**。

另一方面由于前额叶皮质、小脑第Ⅰ脚和第Ⅱ脚的联系纤维（第3章 ➡ 75页）受损，出现**执行功能障碍**（工作记忆、策划、伦理思考、短期记忆、语言流利性障碍等），**空间障碍**（视觉空间构成、非语言性记忆障碍等），**社会行为障碍**（感情麻痹、抑制解除、不恰当的行为等），**语言障碍**（韵律的障碍、语法不通、健忘性失语等）[10]。

> 策划：一时持有的观念（想法）和计划称为策划，根据情况灵活地变换。

> 这些与小脑相关的认知功能障碍被称为小脑性认知情感综合征（cerebellar cognitive affective syndrome，CCAS）。

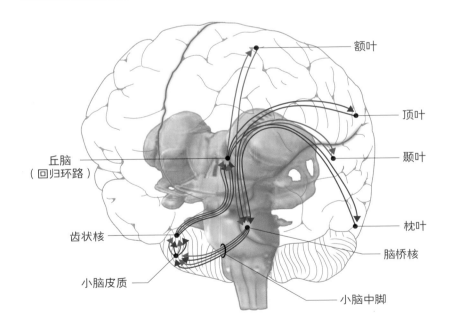

额叶
顶叶
颞叶
枕叶
脑桥核
小脑中脚
丘脑（回归环路）
齿状核
小脑皮质

图 2-15　皮层联合区辅助系统：皮质脑桥束

4. 观察脑干的脑影像的方法

脑干是神经核和神经纤维的密集地带（图2-16）。由于脑干中分布着细小的血管，即使是很小的梗死性损伤也会出现各种各样的症状。从脑影像中可见，即使是很小的病变，也会出现严重的症状。比较脑影像和临床症状，很容易辨别。

🄵 中脑水平（图2-16a）

中脑被大脑皮层包围，位于中央，看起来像米老鼠[11]。米老鼠的耳朵部分是**大脑脚**，**皮质脊髓束**通过这里。**黑质**位于耳根，**红核**位于耳根前方。在中央略偏向腹侧，从中脑水平到延髓水平分布着**网状结构**。网状结构的前方有**脊髓丘脑束**通过，最背侧部分是**四叠体**（上丘、下丘）。

🄵 五角形水平（图2-16b）

脑底部看起来像星星形状的水平。这个水平相当于**中脑-脑桥的移行部**，可见脑干和小脑的连接部分，即为**小脑脚**。**皮质脊髓束**在这个水平向同侧腹侧的锥体束下行。由脑桥的网状结构发起的**脑桥网状脊髓束**，稍稍向背侧下行。躯体感觉传导通路大略通过中央的内侧丘系，从外侧向内侧分为下肢、躯干、上肢的上行纤维。

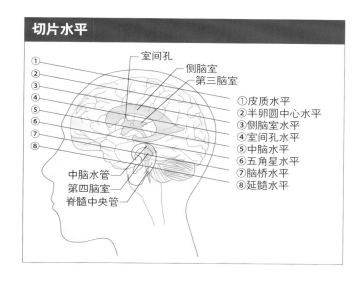

切片水平

- ① 皮质水平
- ② 半卵圆中心水平
- ③ 侧脑室水平
- ④ 室间孔水平
- ⑤ 中脑水平
- ⑥ 五角星水平
- ⑦ 脑桥水平
- ⑧ 延髓水平

（图中标注）室间孔、侧脑室、第三脑室、中脑水管、第四脑室、脊髓中央管

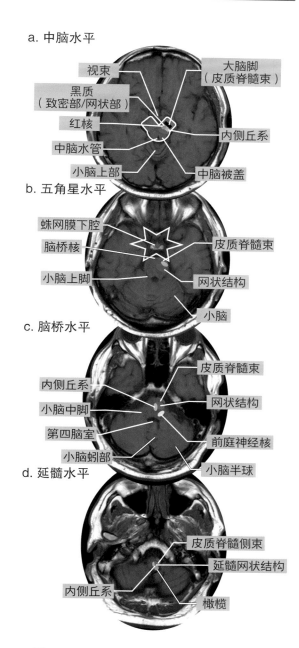

a. 中脑水平
视束、大脑脚（皮质脊髓束）、黑质（致密部/网状部）、红核、内侧丘系、中脑水管、小脑上部、中脑被盖

b. 五角星水平
蛛网膜下腔、脑桥核、皮质脊髓束、小脑上脚、网状结构、小脑

c. 脑桥水平
皮质脊髓束、内侧丘系、网状结构、小脑中脚、第四脑室、前庭神经核、小脑蚓部、小脑半球

d. 延髓水平
皮质脊髓侧束、延髓网状结构、内侧丘系、橄榄

图2-16 MRI影像（DWI）的连续切面

3 脑桥水平（图 2-16c）

脑桥核位于脑桥的腹侧，通过中脑小脚与对侧的小脑联系。第四脑室底部有**前庭核**，与小脑和脊髓联系。

4 延髓水平（图 2-16d）

皮质脊髓束在延髓的水平上锥体交叉，在脊髓向后外侧下行。另外，延髓水平的网状结构形成延髓网状脊髓束，向脊髓的腹内侧下行。浅表感觉的上行传导路（侧脊髓丘脑前/外束）通过的内侧丘系位于中央，最外侧有脊髓小脑束通过。在最背侧的**薄束核**和**楔束核**中，传递深感觉的后索通路与二次神经元突触连接，与丘脑联系。

5. 病例中常见的系统障碍和康复策略

■平衡障碍的代表性临床表现

- · "明明想站直，却像被人拉着一样倒下。"
- · "一坐起来或旋转就头晕目眩。"
- · "眼睛看不清楚。"

　　根据损伤部位的不同，脑干会出现各种各样的症状。在建立康复策略时，需仔细分辨是哪个神经系统受到了损伤。为了确认损伤部位，重要的是结合影像观察和临床症状进行判断。

病例1 出现同侧肌张力低下伴随对侧肌张力亢进的 lateropulsion 病例

■临床表现

基本信息 80 岁，男性。
诊断名称 左侧延髓梗死。
障碍名称 延髓背外侧综合征。
现病史 X 年 Y 月 Z 日出现眩晕感（眼震），从左侧跌倒，之后站立困难，去急诊科就诊。诊断为左延髓外侧部位梗死，接受住院治疗。经内科治疗，入院第 42d 后转入恢复期康复医院。

■影像观察（图 2-17）

　　DWI影像可见延髓左外侧有缺血性病变，一部分损伤涉及小脑下脚和前庭神经核。

■系统障碍

　　由小脑下后动脉和椎动脉梗死引起的**延髓背外侧综合征**，会损害脊髓小脑背侧束和前庭脊髓外侧束（图 2-18）。

　　脊髓小脑后束将来自同侧下肢的深部感觉与小脑关联，**前庭脊髓外侧束**通过前庭的输入促进同侧下肢伸肌的兴奋性。经由小脑下脚的前庭核向小脑的传入受到影响，导致原有感觉信息流向小脑蚓部不足，从而产生障碍、肌肉活动的时间错误、肌输出的调整障碍等协调运动障碍。另外眼震应该是由前庭神经下核受损引起的。

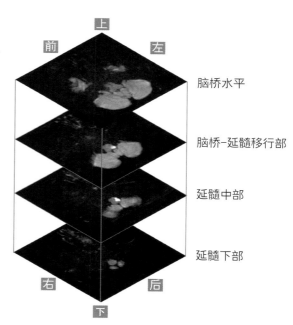

图 2-17　病例1的各水平的MRI影像（DWI）

图中标注：上、前、左、右、后、下
脑桥水平
脑桥-延髓移行部
延髓中部
延髓下部

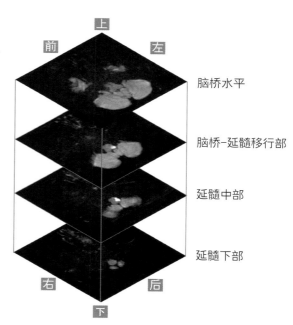

运动麻痹
感觉障碍
意识障碍
共济失调
肌张力异常
失认症、失用症
偏侧空间忽视
注意力障碍 执行功能障碍
姿势异常
步行障碍
精神、智力障碍

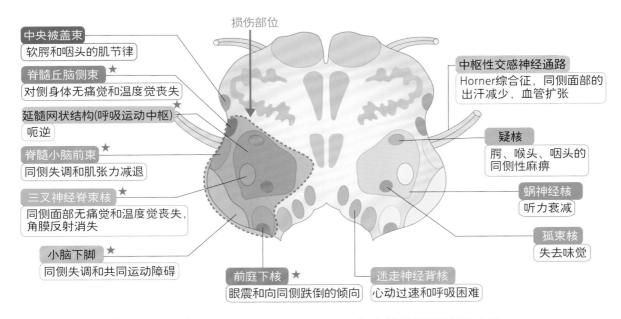

图中标注：

中央被盖束
软腭和咽头的肌节律

脊髓丘脑侧束 ★
对侧身体无痛觉和温度觉丧失

延髓网状结构(呼吸运动中枢)
呃逆

脊髓小脑前束 ★
同侧失调和肌张力减退

三叉神经脊束核 ★
同侧面部无痛觉和温度觉丧失，角膜反射消失

小脑下脚 ★
同侧失调和共同运动障碍

损伤部位

中枢性交感神经通路
Horner综合征，同侧面部的出汗减少，血管扩张

疑核
腭、喉头、咽头的同侧性麻痹

蜗神经核
听力衰减

孤束核
失去味觉

前庭下核 ★
眼震和向同侧跌倒的倾向

迷走神经背核
心动过速和呼吸困难

图 2-18　延髓背外侧综合征（Wallenberg syndrome）中的障碍部位及症状

★是本病例中受损的通路

■初次诊断

　　主要问题是，<u>伴随同侧下肢的肌张力低下的同侧侧方倾斜（lateropulsion）</u>，以及对侧下肢（特别是外展肌）的**肌张力亢进**。特别是在站立动作以后的站立场景中，明显出现同侧跌倒倾向，因此需要对ADL进行监护。

感觉检查

· 对侧上下肢：痛温觉麻痹。

· 对侧足底：负重感觉（重压觉）麻痹。

· 同侧（上下肢）：深部感觉轻度麻痹。

　　直到跌倒之前都没有得到对倾斜的自省。

肌力　躯干，两上下肢均达到 GMT4 水平（对侧＞同侧）。

可移动性　大腿阔筋膜张肌（Ober test 阳性）及小腿三头肌缩短（背屈 −5°）。

协调运动障碍检查

· 指鼻试验、胫骨叩击试验、跟膝胫试验：同侧均为阳性。

平衡能力评价

· 坐位平衡：同侧前方摇晃＋（对侧＜同侧，前＞后）。

· 站立位平衡：迈开脚和脚并拢时，骨盆都向同侧后方倾斜（sway），躯干对侧侧屈处于回旋位（图 2-19）。

· 连脚站立、单脚站立、TUG：实施困难。

重心动摇　通过重心动摇计测试，睁眼时重心动摇 50 ~ 80mm，闭眼时动摇约 100mm，中心向对侧偏位。有时可见向同侧后方的大幅度晃动。

lateropulsion：延髓背外侧综合征的主要症状之一，是不自主地冲向侧方，身体倒下的现象。

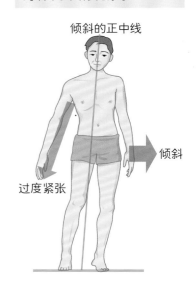

倾斜的正中线

过度紧张

倾斜

图 2-19 小脑性肌张力低下的典型病例

损伤侧肌张力降低，重心向侧方偏离。同时，另一侧的上下肢肌张力过度而多表现为侧屈。患者本人很少注意这种情况。

scale for contraversive pushing（SCP）（表 2–3）1.25 分

其特征是，在站立姿势下可见同侧倾斜，且伴随对侧肌张力亢进。

步行 如果使用助行器，通过诱导可达 10m 左右。如果没有支撑物，会明显出现向麻痹侧倾斜，增加跌倒风险（10m 奋力步行：14.98s 30 步）。

认知功能 经过检查，没有看到认知功能的明显下降（MMSE：27 分）。ADL 认定有同侧跌倒倾向，动作性急，风险管理不明（FIM 合计 72 分，运动 51 分，认知 21 分）。

表 2–3 临床评估量表（scale for contraversive pushing，SCP）

观察项目	现象	分数	评分
（A）向麻痹侧的姿势	严重倾斜而倾倒 倾斜严重而跌倒 微微倾斜 看不出倾斜	1 0.75 0.25 0	端坐位 ＋ 立位 ＝ 合计 分 ＋ 分 ＝ 分
（B）非麻痹侧上下肢的支撑 （外旋或伸展）	经常需要支撑 仅变换姿势时需要支撑 不需要支撑	1 0.5 0	分 ＋ 分 ＝ 分 点 ＋ 点 ＝ 点
（C）对校正的抵抗	抵抗 不抵抗	1 0	总计（A＋B＋C） 分

※ 从胸骨和背部触碰对象，发出如下指示："将你的身体躺下。请做这个动作。"
※ 以 0 ~ 6 分评分，各下级项目 > 0 时，判断为 pusher。
〔Karnath H O，et al：The origin of contraversive pushing：evidence for a second graviceptive system in humans. Neurology 55：1298–1304，2000〕

■康复策略

●抑制过度收缩，引起损伤侧的反应

延髓背外侧综合征的发病初期，同侧出现伴有协调性运动障碍的肌张力下降，骨盆向损伤侧倾斜，平衡功能变得不稳定。在平衡障碍很严重的时候，患者出于对跌倒的恐惧心理，想要通过过度加强对侧的肌张力以保持姿势，然而我们发现，很多患者都是过度地用脚支撑，严重限制重心移动。另外，为了使同侧下肢没有负荷，所以不能进行支撑性的肌肉活动（特别是下肢的伸肌），进一步加重了laterpulsion。也就是说，即使想改善损伤侧的肌输出和感觉输入，也会出现妨碍非损伤侧的状况。

因同侧肌张力低下出现支撑性（刚性）下降的问题，因此加强同侧躯干腹部或髋关节外展肌等所谓的侧线（lateral line），以改善骨盆的倾斜。此时如果对侧的肌肉过度收缩，无法引起同侧的收缩，则优先采取针对对侧的策略。掌握"损伤侧（同侧）即**不足**"和"非损伤侧（对侧）即**过度**"的关系，弄清楚应该从哪方面介入。

●从下肢到躯干的康复方法

首先，对于对侧下肢的过度收缩，去除大腿阔筋膜张肌的肌肉硬结，配置指示计，抑制姿势变换时的过度张力。由此，提高了同侧的**髋关节策略**的自由度。另外，注意站立位步行时的调节。为了获得同侧下肢的支撑性，一边活用感觉输入，一边促通伸肌，尝试修正骨盆的同侧偏位。动态训练中，在骨盆处将球向非麻痹侧滚动，或者使用**交互神经抑制**移动（图2-20）。伴随出现的是体干腹部活动增强，此时应用步行（方向转换和原地转弯）等达到动态姿势制动的目的。

过剩性强的情况下，肌肉（软组织）的**黏弹性**（stiffness）会降低。在本病例的情况中，非麻痹侧的大腿阔筋膜张肌的黏弹性也出现下降，所以调整肌肉状态，以求正常的肌肉感觉反馈。

动态场景中，在骨盆处将球向非损伤侧滚动（图2-20），建议通过治疗带（Thereband）或徒手，利用交互神经抑制促使重心移动。

●调整对侧和同侧平衡功能的感觉信息

在延髓背外侧综合征方面的平衡障碍中，将来自下肢的深部感觉传达给小脑，在无意识下调整平衡和协调性，有"**意识不达的感觉**"问题。由于本人没有意识到，"感到眩晕""总觉得意识不清"的感觉也不少。首先，确认本人的感觉，在此后治疗时，给予患者的线索或信号（**Cue**）会有所改变。

作为康复策略，探讨用固有感觉和躯体感觉来代偿短缺的信息（来自脊髓小脑束的"意识不达的感觉"）。例如，由于仅靠镜子产生的视觉代偿很难校正，所以使用墙壁和桌子作为重心（骨盆）移动的**参照点**（reference point）。以此来再次获得一定的姿势调节能力和协调运动，提高对侧的过度收缩和同侧的负重反应，同时，逐渐增加旋转动作和起床、从地板上起身（重心的垂直移动）等对前庭系的刺激，以改善前庭系的信息处理能力。

另外，在加强依赖视觉代偿的情况下，如阻断或限制视觉信息，能提高躯体感觉和前庭系统的信息处理能力。

随着进一步拓展到动态场景，尝试将姿势控制、运动作业、视觉信息处理进行分离。例如，通过边走路边接球等视觉探索作业（saccade，快速眼动），提高姿势、动作和眼球运动的同时处理能力。

另外，由于无意识下的姿势制动出现障碍，考虑到对危险的预测变得困难，根据姿势变换的动作进行反馈响应，并根据元认知回避危险的动作模式，尝试动作学习使得上述动作固定。

对于健康人来说，根据不同的状况，3种策略（图5-21，第132页）是相辅相成的关系。例如，在像走钢丝一样难以使用足策略的情况下，用髋关节策略来保持平衡。在常见偏瘫患者髋关节肌张力低下的情况下，为了辅助髋关节而过度使用足策略，助长了屈肌的痉挛。

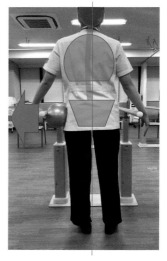

正中线

图2-20　活用目标物移动重心
※在本病例中，左侧放置目标物

交互神经抑制：主动肌强烈收缩时拮抗肌活动降低的反应，这是主动肌的Ia群纤维作为突触前抑制与拮抗肌的Ia群纤维的突触结合，为抑制拮抗肌脊髓神经机构而引发[12]。将其作为抑制过度肌肉活动的手段利用。

元认知：元有"高次"的意思，表示客观地意识到自己的认知状态的过程。与适当的行为模式的固定（改善）即行动学习相关联。

●提高眼球运动和前庭系统的反应性

眩晕和复视是延髓背外侧综合征经常可观察到的症状。前庭神经核和动眼神经核的神经联络紧密，它们发生功能失调时，会出现眼球运动障碍。特别是旋转动作和快速运动需要通过前庭系统进行信息处理，所以容易出现明显的症状。由于追视而产生**眩晕**，多是眼球运动和头颈部运动失去了协调性，怀疑是由于顶盖脊髓束的损伤。注视或追视时，如果左右眼球运动不协调，就会产生**复视**。根据眼球运动障碍的程度和各方向的眼球运动速度，可以看到症状的缓解情况。眼球运动障碍和前庭系统功能障碍很难分离，不能单独处理。只是，评价开/闭眼方面的差异时，判断眼球运动的问题，以及前庭系统功能的问题等，可反映康复策略（例如：眼球运动障碍可引入眼球的协调作业，对于前庭系统功能障碍，可引入重心偏位和头颈部倾斜的作业等）。

■病程和预后

步行是从画圈步行动作练习开始的。观察到患者步态有所改善，入院第5周，T形手杖（T-cane）步行动作在院内能够独立完成，第8周开始进行室外步行动作练习，出院时室外步行连续距离超过1km。出院时，对侧的过度收缩有所改善，SCP（**表2-3**）为0.25分，观察到站立姿势略有倾斜，但平衡能力有改善，睁眼和闭眼时对侧和同侧的重心动摇均低于初次的一半（SD值内）。双脚站立时两侧可以持续30s以上，单脚站立时同侧12.58s/对侧13.06s，10m奋力步行实验7.23s 16步，TUG：同侧旋转9s/对侧旋转10s，BBS是50分。室内ADL基本能够独立，室外使用T形手杖连续可步行40min左右，上下楼梯也能独立（FIM合计120分，运动89分，认知31分）。经过看护保险支援进行了住宅重修，患者在住院72d后出院。（注：需要支援的被保险人，为了在下一阶段不需要护理，进行了恰当的房屋改造，促进自立，维持并提高被保险人的身体能力）

运动麻痹

感觉障碍

意识障碍

共济失调

肌张力异常

失认症、失用症

偏侧空间忽视

注意力障碍

执行功能障碍

姿势异常

步行障碍

精神、智力障碍

病例 2 脑桥出血、小脑上脚受损而出现显著失调症状的病例

■初次诊断

基本信息 80 多岁，女性。

诊断名称 脑桥出血。

障碍名称 运动麻痹，运动失调，感觉障碍。

现病史 在家中被发现失去意识，紧急送至医院。接受了针对上述诊断的常规治疗，入院后 5 周，出于康复目的转入本院恢复期康复病房。

主诉 "手脚不听使唤，太可怕了。"

■影像观察（图 2-21）

以左脑桥背侧为中心，主要在小脑上脚及内侧丘系，甚至网状结构血肿扩大，推测为损坏了Guillain-Mollaret三角。

■系统障碍

在本病例中，由于左内侧丘系受损，右侧的躯体感觉信息全部被阻断。通过小脑上脚（**表2-4**）的脊髓小脑前束和中央被盖束也出现障碍。**脊髓小脑前束**被认为是将意识不达的感觉传递给小脑的路径，特别是传递运动信息。另外，虽然不清楚**中央被盖束**损伤引起的症状、红核的作用和破坏症状，但认为会出现对侧的不全麻痹和意向性震颤。另外，推测与网状结构相关的姿势性肌张力（平衡反应）下降（**表2-4**）。

表 2-4 通过小脑上脚的联络纤维

通往丘脑的传出通路（大脑小脑联系纤维）

（1）齿状核→在丘脑中继→大脑皮质运动区、运动前区。

（2）大脑皮质→脑桥核→小脑皮质。

通往红核和网状结构的传出通路（Guillain-Mollaret三角通路）

红核→中央被盖束→橄榄核→小脑（橄榄小脑束）→红核。

脊髓小脑前束

在同侧和对侧的前侧索内上行到达小脑。

顶盖小脑束

从小脑上脚到蚓旁部，传递听觉信息和视觉信息。

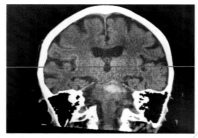

a. 冠状面

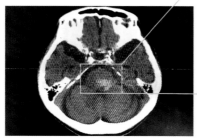

b. 水平面

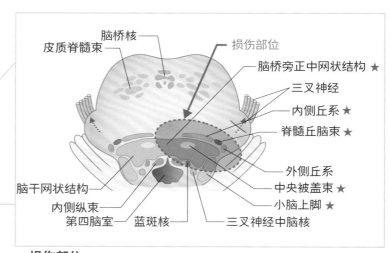

c. 损伤部位

图 2-21 发病后 5d 的 CT 影像

★表示损伤通路

由于避免了皮质脊髓束、大脑基底核和步行诱发区的损伤，所以步行中肌肉输出下降得比较轻微。

■住院时的观察

BRS 上肢Ⅴ、手指Ⅴ、下肢Ⅳ。

感觉检查：浅感觉（重度至减退），深感觉（丧失）。

MMT 上肢3~4、躯干4、下肢2~3。

肌张力 未发现肌张力被动抵抗，但在进行动作时肌张力明显亢进，出现了辨距过度（hypermetria）。即使是目前，也会出现随着重心移动的支撑性活动的减弱以及运动时的肌张力调节不充分。

SARA 20分（7-5-2-0-1.5-1.5-1.5-1.5）/40分满分）。

BBS 5分（平衡功能显著低下）。

基本动作需要部分辅助，ADL需要全面辅助（FIM合计42分，运动26分，认知16分），其中认知功能MMSE为16分。

■康复策略（图2-22）

本病例的特征是患者高龄且消瘦（BMI 18.0），因此活动量下降引起的跛跄（flail）令人担忧；共济失调伴随重度感觉障碍，比较容易维持大幅度运动以及麻痹侧下肢的支撑性方面的肌肉输出，在辅助的同时进行动作，可促通向麻痹侧的感觉输入。因此，记录日常的活动内容，通过OT和ST协力，时刻关注生活中的活动量，拓展运动机会。另外，积极进行步行训练，在试图学习包括代偿战略在内的平衡方略的同时，针对体力、肌力、感觉迟钝以及认知功能低下等主要问题进行改善和预防（**图2-22**）。针对运动主体感的丧失，利用视觉和非麻痹侧信息输入的运动结果进行反馈，寻求运动感觉整合。

> hypermetria：辨距过度，小脑症状之一，指运动到达了目的地也不停止，过度行走的现象。过低的情况也称为hypometria。

> SARA：scale for the assessment and rating of ataxia，由步态、站姿、坐姿、语言障碍、手指追踪试验、指鼻试验、旋内旋外试验、跟膝胫试验组成的综合性共济失调的检查量表。评价总分为满分40分（正常0分）。

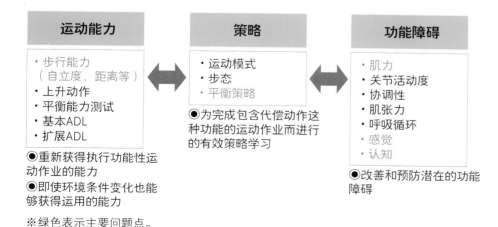

图 2-22　通过任务导向型方法分析问题点

〔参照潮见泰藏：脳卒中に対する課題指向型トレーニング．文光堂，2015制作〕

●安全的动作步骤的学习（设想存在些许摇晃的动作学习）

针对平衡能力障碍，必须尽早考虑"如何才能不跌倒"，由于认知功能比较容易提前恢复（MMSE 29分），这揭示了ADL的动作步骤，多少有些摇晃但不会跌倒，学习包含注意事项（例如，脚的位置，使用扶手，回避跌倒风险较高的运动方向等）的行为代偿（终章 ➡ 196页），但是，由于感觉严重受损，反馈控制变得困难，难以适应环境的变化。在这种情况下，行为代偿的学习需要一定的时间，所以尽量在限定的环境中固定化行为模式，然后逐步增加可行事项（动作），提高对自己身体状况（病态）的认识，理应学习不会带来危险的行为模式。

●通过感觉刺激诱发运动（通过操作物品进行实践性的作业训练）

众所周知，运动是由感觉刺激诱发，在顶叶联合区后部，不仅进行了对物体的立体认知，还采集了操作该物体的信息，进行感觉运动转换，再将此信息传递至额叶眼动区腹侧部，用于控制到达动作和抓握动作[13]。而且作为反馈路径的小脑大脑联络途径中断产生了关节之间的非协调性，精巧动作中预备状出现障碍，因此输入感觉的同时，利用视觉信息的补偿，试图诱发具有**手的惯用机制**[14]的完成状等运动（图1–19，➡ 29页）

此时需要考虑的是**作业难易度**。复杂的信息处理和同时处理可能会增强运动的力度，破坏运动的准确性，因此有必要控制处理范围。**图2–23**是CI疗法中使用的任务分级的一个例子。设定的要点[15]是将任务调整为"虽然有点难，但总觉得可以完成"的难度，使患者能够感受到多种成就感。考虑到从粗大动作开始，慢慢地调整任务难易度。

●建立身体意象和运动知觉

在本病例中，以"不知道动的感觉，好像不是自己的手"的诉求为特征，这是被称为**运动知觉**的意识。运动知觉与身体意象也有密切的关系[17]。**身体意象**并不是仅由触觉等躯体感觉构成，还由运动产生的全身**动态触摸**（能动性知觉）[19]以及视觉感知统一形成。因此，患者不仅仅依赖来自局部感觉的反馈，还需要如上所述的工具的使用、重心制动和运动结果的学习，依靠这些经验得到的信息构建新的身体意象。通过构建该身体意象，旨在无意识下也能执行运动，以及在姿势控制相关的神经活动中表现出大脑中的身体表达[18]。如在本病例中，在意识下的运动导致共济失调加重的情况下，考虑不被运动支配意识而能顺利进行的运动控制方略。

运动知觉：定义为"引起身体和环境发生物理变化的是自己本身"的主观感觉[16]。

身体意向：因姿势变化引起的新鲜的感觉信息为基础，时刻更新自己的姿态（姿势）模型，在有意识前大脑内出现的身体反应[18]。

动态触摸：不仅是被动的感觉，因挥舞着目标物或者移动而具有能动性的知觉。例如，在闭眼的状态下，握住手里拿的棒子是无法知道其长度的。但是通过挥动棒子，可以了解棒的长度。

粗大动作 ——→	精巧动作 ——→	两手动作

· 把前臂放在桌上的毛巾上 · 把手放在桌上的毛巾上，在该状态下，把胳膊肘伸到前臂上 · 胳膊肘顺时针或逆时针描摹直径为10cm或20cm的圆 · 把手放在桌上的毛巾上，在该状态下，把胳膊肘伸到前臂上 · 有节奏地拍打另一边的肩膀 · 用订书机在纸上打孔 · 抓住桌上的球，放进患侧旁边的箱子里 · 用毛巾擦桌面和桌子的边缘 · 堆积2个以上的积木 · 把纸从前边对折	· 用食指顺时针或逆时针描摹直径为10cm或20cm的圆 · 用食指按顺序点击计算机上的键 · 捏着钢笔使其立在笔筒里 · 用扇子向自己和前方扇 · 往食物上撒盐的动作 · 把晾衣服用的衣夹以各种角度夹在板上 · 打开和关闭直径为5cm左右的瓶盖 · 打算盘 · 用纸巾做纸捻 · 写字（姓名、计算、迷路等障碍或需要处理的情况下）	· 拧毛巾 · 打蝴蝶结 · 用剪刀剪纸 · 把布袋扔进前方的篮子里 · 投环 · 以肩上方投球的姿势，拿着球慢慢地碰到墙壁 · 撑着伞走

图 2-23　Shaping 项目（兵库医大的模式）

〔佐野恭子，他：Constraint-induced movement therapy（CI 疗法）-当院での实践、作业疗法ジャーナル 40：979-984，2006 改编〕

■病程和预后

在最终诊断阶段，留有浅感觉（重度至中度麻痹）、深感觉（轻度麻痹）和障碍，但辨距过度减轻[SARA：6.5分（4-1-0-0-0.5-1-0.5-0.5）/40]。尤其是上肢，可以握住扶手和助行器（辅助装置的水平）。此外，BRS：下肢Ⅴ，MMT：大致4~5级，下肢的双脚支撑变得有效。因此，平衡得到了改善（BBS：44分），慢慢可以获得下肢的负重感觉，躯干的低张力也得到改善，可以保持启动坐位的姿势。步行时，四点手杖步行为17s 28步/10 m。

究其原因，认为是由具有较大神经核的网状结构的神经网络所代偿。结果，患者可在辅助下步行，在楼层内使用步行车移动，除了洗澡以及上下楼梯以外，全部得到改善和自立（FIM共计103分，运动73分，认知30分），出院后住进了专门服务老年人的住宅。

运动麻痹

感觉障碍

意识障碍

共济失调

肌张力异常

失认症、失用症

偏侧空间忽视

注意力障碍 执行功能障碍

姿势异常

步行障碍

精神、智力障碍

引用文献

[1] Takenobu Y, et al：Motor recovery and microstructural change in rubrospinal tract in sub-cortical stroke. Neuroimage Clin 4：201-208, 2013

[2] 筧慎治, 他：小脳の神経回路. 理学療法ジャーナル 48：1135-1143, 2014

[3] マーク・F. ベアー, 他：ベアー コノーズ パラディーソ 神経科学―脳の探求. p 242, 西村書店, 2007

[4] 松山清治：歩行運動と姿勢制御〜神経の機構と作動様式から〜. ボバースジャーナル 38：52-68, 2015

[5] 阿部浩明, 他：拡散テンソル画像・拡散テンソルトラクトグラフィーの理学療法領域における臨床応用. 理学療法学 43：349-357, 2016

[6] 花北順哉（訳）：神経局在診断 改訂第5版. p 172, 文光堂, 2011

[7] 上村拓也：前庭神経上核の機能に関する最近の知見. 耳鼻 19：441-446, 1973

[8] マーク・F. ベアー, 他：ベアー コノーズ パラディーソ 神経科学―脳の探求. p 243, 355, 西村書店, 2007

[9] 大屋知徹, 他：中脳赤核と運動機能―系統発生的観点から―. Spinal Surgery 28：258-263, 2014

[10] 前島伸一郎, 他：テント下病変による認知機能障害. 認知神経科学 13：227-231, 2011

[11] 前田眞治：標準理学療法学・作業療法学・言語聴覚障害学別冊. 脳画像, p 30, 2017

[12] 鈴木恒彦, 他：痙縮制御における運動療法. Clin Rehabil 11：907-912, 2002

[13] 小澤瀞司（監修）：標準生理学第8版. p 437, 医学書院, 2019

[14] 嶋脇聡, 他：把持動作の手指プリシェイピングに及ぼす視覚情報の影響. 人間工学 47：31-35, 2011

[15] 道免和久（編）：CI療法 脳卒中リハビリテーションの新たなるアプローチ. pp 51-66, 中山書店, 2008

[16] 矢野史郎, 他：運動主体感に着目したリハビリへのモデルベースドアプローチ. 日本ロボット学会誌 35：512-517, 2017

[17] 村田哲：ミラーニューロンシステムの中の身体性. 認知リハビリテーション 20：3-16, 2015

[18] 内藤栄一：運動制御と身体認知を支える脳内身体表現の神経基盤. 理学療法学 43：59-62, 2016

[19] 佐々木正人, 他（訳）：アフォーダンスの構想. 東京大学出版会, 2001

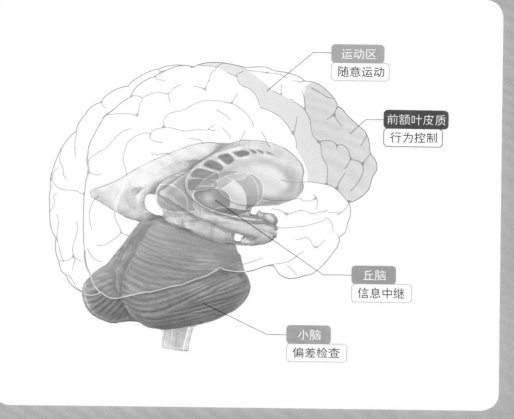

运动区
随意运动

前额叶皮质
行为控制

丘脑
信息中继

小脑
偏差检查

第 **3** 章

小脑相关的神经系统

负责反馈错误并纠正的大脑教育系统

　　小脑损伤引起的临床症状不仅是共济失调，还涉及眩晕、运动学习障碍、认知功能障碍等多方面。

　　通过理解划分为 10 个小叶的小脑皮质分别与大脑的哪个部分存在纤维联系，可以明确障碍的原因，从而建立预后预测和康复的方法。

1. 小脑相关的神经系统概述

　　小脑参与的神经系统有以下5个，在与大脑其他部位保持联系的同时承担多种功能。

①前庭小脑系统

【涉及的部位】

- 小脑
- 脑干网状结构
- 前庭神经核
- 脊髓
- 感觉感受器

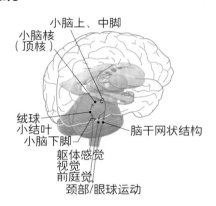

②脊髓小脑（蚓部）系统

【涉及的部位】

- 小脑
- 脑干网状结构
- 前庭神经核
- 脊髓
- 感觉感受器

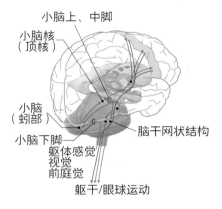

③脊髓小脑（中间部）系统

【涉及的部位】

- 小脑
- 丘脑腹外侧核
- 运动区
- 脑桥核
- 红核
- 脊髓

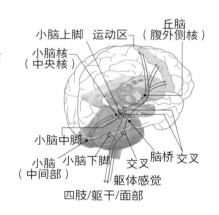

④大脑小脑系统：运动学习

【涉及的部位】

- 小脑
- 丘脑腹外侧核
- 运动区
- 运动前区
- 脑桥核
- 脊髓

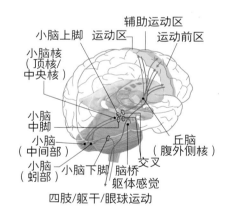

⑤大脑小脑系统：认知功能

【涉及的部位】

- 小脑
- 丘脑背内侧核
- 前额叶皮质
- 脑桥核

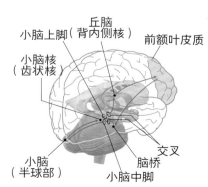

□与小脑相关的系统有**前庭、脊髓、大脑** 3 个联系部位，根据小脑的**蚓部、中间部、半球部**这 3 个部位的组成，可分为上述 5 种系统。

□小脑通过**检测**来自大脑的指令信息与来自全身感官的感觉信息之间的"**偏差**"并反馈给大脑，对与**眼球、姿势、运动**相关的肌肉和认知功能进行调节和控制。

运动麻痹

感觉障碍

意识障碍

共济失调

肌张力异常

失认症、失用症

偏侧空间忽视

注意力障碍、执行功能障碍

姿势异常

步行障碍

精神、智力障碍

2. 小脑的结构

1 小脑的概要（表3-1）

小脑的重量约为130g，仅为**大脑的1/6**，但却存在相当于**大脑7倍**的约1000亿个神经细胞。由此可见，小脑对神经系统来说是非常重要的器官。

表 3-1　小脑重量与神经细胞

	大脑	小脑
重量	约800g ＞	约130 g
神经细胞	约140亿 ＜	约1000亿

2 小脑皮质（图3-1，图3-2）

小脑皮质，根据横襞结构分为第Ⅰ~Ⅹ**10个小叶**，按纵轴结构分为**蚓部、中间部、半球部**3个部分。

在人类中，在第Ⅶ小叶外侧的半球部形成的第Ⅰ脚和第Ⅱ脚（Larsell命名）变大，占了半球部的大部分。

图3-3至图3-5分别为蚓部、中间部、半球部的剖面结构。

●小脑的功能分类（表3-2）

如**图3-3至图3-5**所示，各小叶具有功能分类。

绒球（HⅩ）和小结叶（Ⅹ），参与眼球运动和与姿势相关的前庭反射的控制，将这些称为**前庭小脑**的功能。

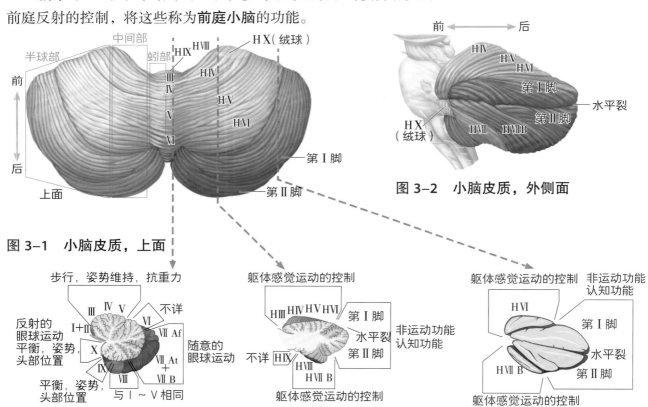

图 3-1　小脑皮质，上面

图 3-2　小脑皮质，外侧面

罗马数字Ⅰ~Ⅹ表示蚓部第Ⅰ~Ⅹ的小叶，HⅢ~HⅩ表示半球部第Ⅲ~Ⅹ的小叶。

图 3-3　蚓部剖面　　　　图 3-4　中间部剖面　　　　图 3-5　半球部剖面

表 3-2　各小叶的功能

小叶	功能	部位名称
绒球（HX） 小结叶（X）	眼球运动 与姿势相关的前庭反射控制	前庭小脑
蚓部第Ⅰ～Ⅴ小叶（Ⅰ～Ⅴ） 蚓部第Ⅷ小叶（Ⅷ）	步行 抗重力姿势控制	脊髓小脑
蚓部 第Ⅸ小叶（Ⅸ）	身体平衡和姿势控制 头部位置控制	
蚓部 第Ⅶ小叶（Ⅶ）	随意性眼球运动的控制	
中间部、半球部第Ⅲ～Ⅵ小叶（HⅢ～HⅥ） 中间部、半球部第ⅦB～Ⅷ小叶（HⅦB～HⅧ）	四肢的随意性躯体感觉运动的控制	大脑小脑
第Ⅰ脚 第Ⅱ脚	包括认知功能的非运动功能	

　　蚓部第Ⅰ～Ⅴ小叶（Ⅰ～Ⅴ）和第Ⅷ小叶（Ⅷ）参与步行和抗重力姿势的控制，蚓部第Ⅸ小叶（Ⅸ）参与身体的平衡和姿势控制及头部位置控制，这些称为**脊髓小脑**的功能。

　　蚓部第Ⅶ小叶（Ⅶ）参与随意性眼球运动的控制，中间部、半球部的第Ⅲ～Ⅵ小叶（HⅢ～Ⅵ）和第ⅦB～Ⅷ小叶（HⅦB～HⅧ）参与四肢的随意性躯体感觉运动的控制，第Ⅰ脚、第Ⅱ脚参与包括认知功能在内的非运动功能，这些称为**大脑小脑**的功能。

　　位于蚓部且参与步行和抗重力姿势控制的区域，与位于中间部至半球部且参与四肢随意性躯体感觉运动控制的区域，形成了非常巧妙的**上下对称的位置关系**（**图3-6**）。

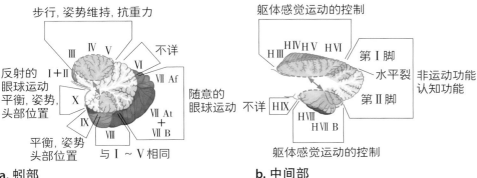

a. 蚓部　　　　　　　　　b. 中间部

图 3-6　对称的功能分类

3 小脑的神经核（图3-7）

小脑核是在小脑深部被白质包围的神经核，分为**顶核、中间核、齿状核**3个部分。

来自小脑皮质的信息经不同小脑核传出：蚓部的信息经由顶核传出，中间部的信息经由中间核传出，半球部的信息经由齿状核传出。

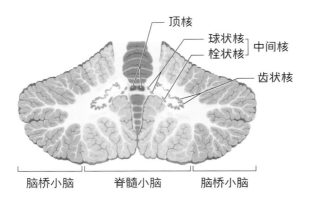

图 3-7　小脑核

〔坂井建雄：標準解剖学. p 547，医学書院，2017〕

4 小脑的传入传出（图3-8）

小脑有小脑上脚、小脑中脚、小脑下脚3个通路。

小脑上脚：小脑的主要传出通路，小脑核的大部分传出纤维通过小脑上脚到达中脑。

小脑中脚：所有小脑脚中最大的，因为来自大脑皮层的信息通过脑桥传入小脑。

小脑下脚：脊髓和延髓至小脑的传入纤维和绒球小结叶的传出纤维通过小脑下脚。

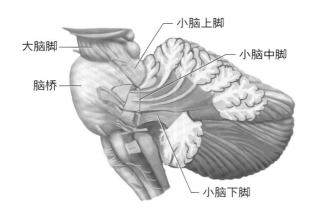

图 3-8　小脑脚

3. 小脑的功能和神经系统

　　根据纤维联系的部分，小脑的功能主要分为前庭小脑、脊髓小脑、大脑小脑。下面分别介绍纤维联系的部分和通路，以及由此形成的系统。

1 前庭小脑系统（图3-9）

【小叶】绒球（HX）、小结叶（X）。

【传入通路】躯体感觉感受器、前庭、眼球 ➡ 小脑下脚 ➡ 小脑。

【传出通路】小脑 ➡ 顶核 ➡ 小脑上脚、小脑中脚 ➡ 延髓网状结构、前庭神经核 ➡ 颈部、躯干、眼外肌。

【障碍】**平衡功能障碍，反射性眼运动障碍**

　　根据来自3个半规管及耳石器的传入，感知头部的动作和重心的位置，同时也接受丰富的视觉传入。在控制颈部、躯干，起到平衡作用的同时，也控制着眼球运动以及眼和头部的动作协调。

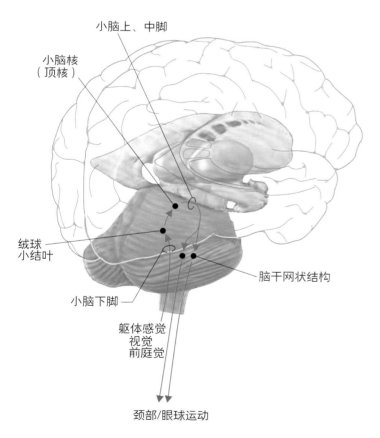

小脑上、中脚

小脑核
（顶核）

绒球
小结叶

脑干网状结构

小脑下脚

躯体感觉
视觉
前庭觉

颈部/眼球运动

图 3-9　前庭小脑系统

运动麻痹

感觉障碍

意识障碍

共济失调

肌张力异常

失认症、失用症

偏侧空间忽视

注意力障碍 执行功能障碍

姿势异常

步行障碍

精神、智力障碍

2 脊髓小脑（蚓部）系统：躯干的随意运动控制（图3-10）

【小叶】蚓部第Ⅰ～Ⅴ小叶，第Ⅶ小叶，第Ⅷ小叶（Ⅰ～Ⅴ，Ⅶ，Ⅷ）。

【传入通路】（1）躯体感觉感受器、前庭、眼球 ➡ 小脑下脚 ➡ 小脑。

（2）运动区 ➡ 脑桥核 ➡ 小脑中脚 ➡ 小脑。

【传出通路】（1）小脑 ➡ 顶核 ➡ 小脑上脚 ➡ 延髓网状结构、前庭神经核 ➡ 躯干、眼外肌。

（2）小脑 ➡ 顶核 ➡ 小脑上脚 ➡ 丘脑腹外侧核 ➡ 运动区 ➡ 躯干。

【障碍】躯干的平衡功能障碍，随意的眼球运动障碍。

　　来自运动区的经过脑桥核而传入的**运动指令**（离心性复制）与来源于视觉、半规管和耳石器的前庭觉、躯体感觉感受器的触觉、压觉、位觉等的**感觉信息**相比较，识别出"偏差"，进而控制用于姿势保持和步行等的躯干及四肢近端部的抗重力肌以及眼球运动。

　　这个系统中的任何一个受到损伤，就会出现**躯干的平衡功能障碍**和**随意的眼球运动障碍**。

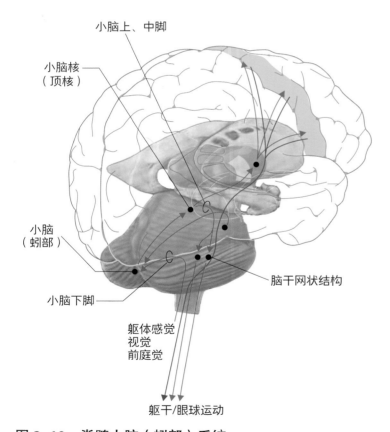

图 3-10　脊髓小脑（蚓部）系统

3 脊髓小脑（中间部）系统：四肢的随意运动控制

（图 3-11）

【小叶】大致地与躯体相对应的部位如下：中间部、半球部第Ⅲ～Ⅵ小叶（HⅢ～HⅥ）、内侧前方（HⅢ～Ⅵ）对应下肢，中间（HⅣ～Ⅵ）对应上肢，外侧后方（HⅥ）对应头部。

【传入通路】（1）躯体感觉感受器 ➡ 下橄榄核 ➡ 小脑下脚 ➡ 小脑。
　　　　　　（2）运动区 ➡ 脑桥核 ➡ 小脑中脚 ➡ 小脑。

【传出通路】（1）小脑 ➡ 中间核 ➡ 小脑上脚 ➡ 红核 ➡ 四肢。
　　　　　　（2）小脑 ➡ 中间核 ➡ 小脑上脚 ➡ 丘脑腹外侧核 ➡ 运动区 ➡ 四肢。

【障碍】上肢、下肢的共济失调、构音障碍。

将运动区经过脑桥核传入的运动指令（离心性复制）与来自躯体感觉感受器的感觉信息相比较，识别出"偏差"，进而通过来自运动区的皮质脊髓束、红核脊髓束控制四肢的随意运动。这个系统中的任何一个部位受到损伤，就会出现上肢、下肢的共济失调和构音障碍。

运动区和躯体感觉感受器的传入上下对称地投射到小脑皮质（图3-12）。其功能意义目前尚不明确。但是，在随意的手运动作业中，要适应力的变化，就要适应对运动的视觉信息的变化，这与随意运动在一些不同方面的控制有关。

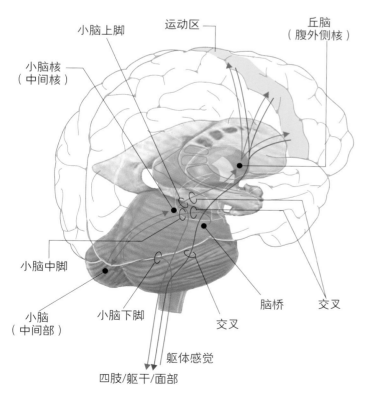

图 3-11　脊髓小脑（中间部）系统投射

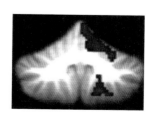

图 3-12　从运动区向小脑皮质的对称投射

运动麻痹

感觉障碍

意识障碍

共济失调

肌张力异常

失认症、失用症

偏侧空间忽视

注意力障碍执行功能障碍

姿势异常

步行障碍

精神、智力障碍

④ 大脑小脑系统：运动学习（图3-13）

【小叶】所有的小叶。

【传入通路】运动区 ➡ 脑桥核 ➡ 小脑中脚 ➡ 小脑。

【传出通路】小脑 ➡ 顶核、中间核、齿状核 ➡ 丘脑腹外侧核 ➡ 运动前区、运动区。

【障碍】运动学习障碍。

　　骑自行车等运动一旦学会，下次不用刻意也能自动完成。这是因为大脑和小脑的网络（**图3-14**）的作用。从运动区经脑桥核传入的运动指令（离皮质复制）与来源于感觉感受器的感觉信息在对应部位的小脑皮质中进行比较，如果两者的信息有"偏差"，就会作为**错误信息**，以**长期压抑**的方法在小脑皮质中记忆（**运动记忆**）。这些记忆虽然会在24h内消失，但如果在24h内重复进行同样的运动，就会在对应部位的小脑核中作为更牢固的记忆保存1周以上。此外，错误信息通过丘脑传递至运动前区和运动区，仅促使原本运动指令的最适部分有效，从而从最初就启动了错误较少的运动。如果这个系统中的任何一个出现障碍，无论练习多少次，都很难记住或不能记住正确的动作。

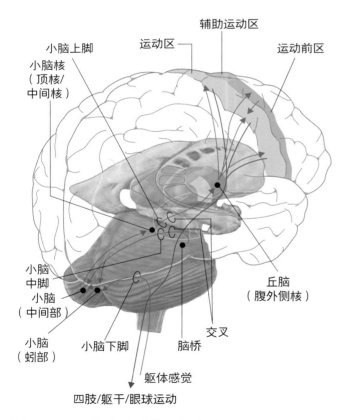

图 3-13　大脑小脑系统：运动学习

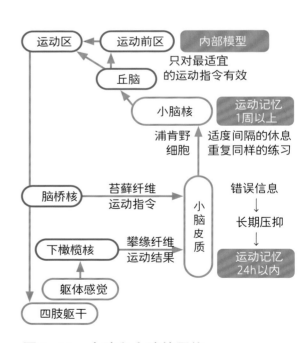

图 3-14　大脑和小脑的网络

5 大脑小脑系统：认知功能、非运动功能（图3-15）

【小叶】半球部第Ⅰ脚、第Ⅱ脚等。

【传入通路】前额叶皮质 ➡ 脑桥核 ➡ 小脑中脚 ➡ 小脑。

【传出通路】小脑 ➡ 小脑齿状核 ➡ 小脑上脚 ➡ 丘脑背内侧核 ➡ 前额叶皮质。

【障碍】执行功能障碍、空间认知障碍、语言障碍、人格障碍。

从前额叶皮质经由脑桥核传入小脑的信息经过小脑处理后，经由齿状核、小脑上脚、丘脑腹外侧核返回前额叶皮质，形成一个环路。

Schmahmann提出，随着小脑损伤，会出现：①执行功能障碍；②空间认知障碍；③语言障碍；④人格障碍；命名为**小脑性认知情感综合征**（cerebellar cognitive affective syndrome：CCAS）[1]（表4-2 ➡ 95页）。

然后，通过分析影像等发现了认知作业伴随的小脑活动（**图3-16**）。报告显示，工作记忆作业是包含两侧的第Ⅰ脚在内的区域活动，语言作业是右侧的第Ⅰ脚和半球部Ⅶ~Ⅷ小叶活动，空间作业则是左侧蚓部第Ⅶ小叶活动。有趣的是，小脑处理的认知功能也存在功能定位。

语言作业是右侧活动，空间作业是左侧活动，分别与另一侧的大脑皮层形成环路，这样认为就容易理解了。

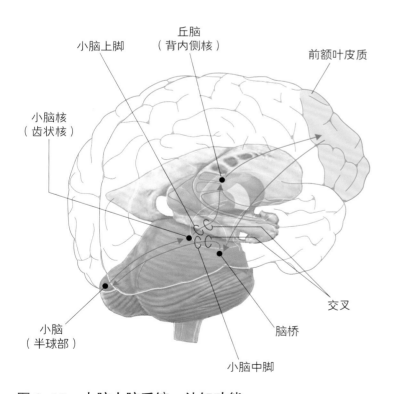

图 3-15　大脑小脑系统：认知功能

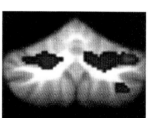

a. 工作记忆作业

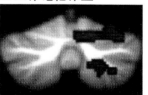

b. 语言作业

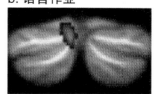

c. 空间作业

图 3-16　每个认知问题对应的小脑活动部位

4. 观察小脑的脑影像方法

图3-17是小脑梗死的脑影像。下面显示的是小脑的上部、中部和下部的水平面，你知道在哪里看到小叶、小脑核和小脑脚吗？ 在这里，我们来解说一下之前学过的小脑的各个部位在脑影像中的观察方法。

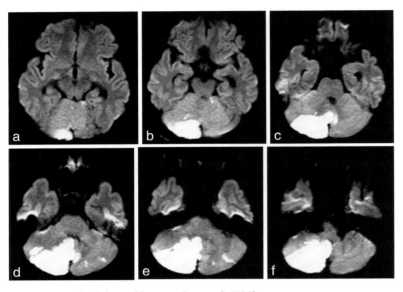

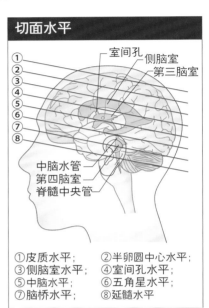

切面水平

①皮质水平； ②半卵圆中心水平；
③侧脑室水平； ④室间孔水平；
⑤中脑水平； ⑥五角星水平；
⑦脑桥水平； ⑧延髓水平

图 3-17　小脑梗死的 MRI（DWI）影像
a，b：小脑上部；c，d：小脑中部；e，f：小脑下部

1 小脑上部

脑影像的水平面以前方高、后方低的倾斜度拍摄。在图3-18中，观察水平面的高度和倾斜度来确认是哪个小叶的剖面。在这个矢状面中，前端为第HIV小叶，后端为第Ⅰ脚。

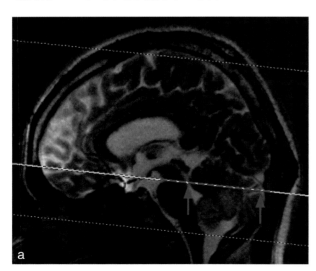

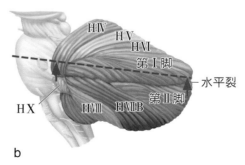

图 3-18　小脑上部的切面部位

在小脑上部可以看到小脑上脚（图3-19）。与中脑连接，非常狭窄的部分（○）为**小脑上脚**。

接下来将小脑上部的蚓部、中间部、半球的损伤部位分别对照剖面图。闪着白光的部分（强信号区域）相当于脑梗死的部分。

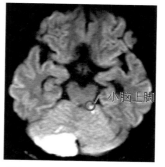

图 3-19　小脑上部的切面部位

图3-20是**蚓部**的矢状面。小脑上部的蚓部不存在脑梗死。

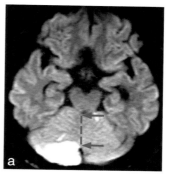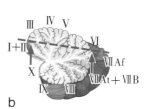

图 3-20　小脑上部：蚓部

图3-21是**中间部**的矢状面。这里也认为后面一半的第HⅥ小叶和第Ⅰ脚有脑梗死。

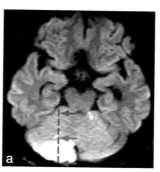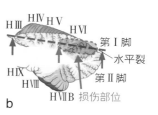

图 3-21　小脑上部：中间部

图3-22是**半球部**的矢状面。这应该是后端第Ⅰ脚的部分出现脑梗死。

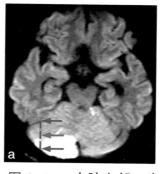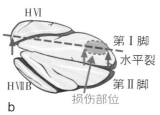

图 3-22　小脑上部：半球部

运动麻痹

感觉障碍

意识障碍

共济失调

肌张力异常

失认症、失用症

偏侧空间忽视

注意力障碍 执行功能障碍

姿势异常

步行障碍

精神、智力障碍

❷ 小脑中部

小脑中部的矢状面（图 3-23）中，可看出前端为第HⅧ小叶，后端成为第Ⅱ脚。

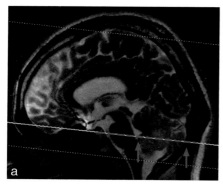

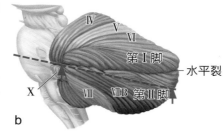

图 3-23　小脑蚓部的切面部位

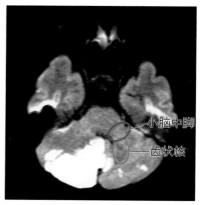

图 3-24　小脑中部的水平面

在小脑中部可以看到小脑中脚和齿状核（图3-24）。在与脑桥的连接部位，非常粗大的部分是**小脑中脚**（○）。在小脑中靠近中央，稍微灰暗的部分是**齿状核**（○）。

接下来将小脑中部的蚓部、中间部、半球的损伤部位分别对照剖面图。

图3-25是**蚓部**的矢状面。从前端的小结叶的白质至后端的第Ⅶ小叶出现脑梗死。

图3-26是**中间部**的矢状面。后半部分的第HⅦB小叶和第Ⅱ脚出现脑梗死。

图3-27是**半球部**的矢状面。后端的第Ⅱ脚的部分出现脑梗死。

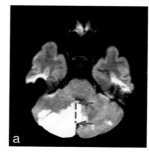

图 3-25　小脑中部：蚓部

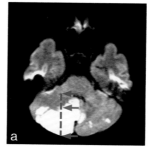

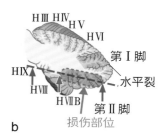

图 3-26　小脑中部：中间部

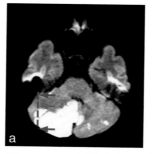

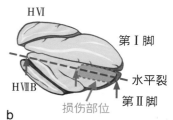

图 3-27　小脑中部：半球部

3 小脑下部

小脑下部的矢状面（图3–28）中，可看出前端为第HⅧ小叶，后端为第 HⅦB小叶。

在小脑下部可以看到小脑下脚（图3–29）。与延髓之间的狭窄部分（○）是**小脑下脚**。

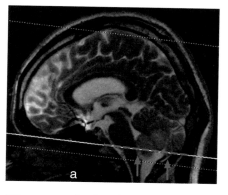

图 3–28　小脑下部的切面部位

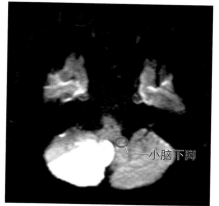

图 3–29　小脑下部的水平面

接下来，将小脑下部的蚓部、中间部、半球部的损伤部位分别对照剖面图。

图3–30是**蚓部**的矢状面。从前端的第Ⅸ小叶至后端的第Ⅷ小叶出现脑梗死。

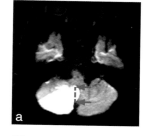
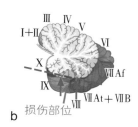

图 3–30　小脑下部：蚓部

图3–31是**中间部**的矢状面。第 HⅧ小叶到第 HⅦB小叶出现脑梗死。

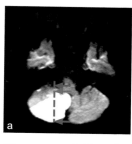
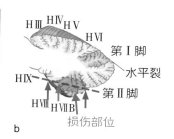

图 3–31　小脑下部：中间部

图3–32是**半球部**的矢状面。后端的第HⅦB小叶的部分出现脑梗死。

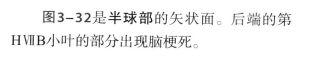
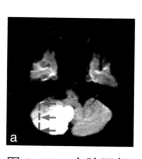
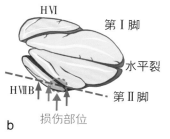

图 3–32　小脑下部：半球部

运动麻痹

感觉障碍

意识障碍

共济失调

肌张力异常

失认症、失用症

偏侧空间忽视

注意力功能障碍

姿势异常

步行障碍

精神、智力障碍

4 损伤部位的概况

将小脑上部、中部和下部的损伤部位重叠，就可以看出小脑的哪些小叶功能正常，哪些小叶功能低下（**图3-33**）。

在这个病例中，右侧的蚓部白质及小结叶、第Ⅶ小叶、第Ⅷ小叶和半球部的第Ⅰ脚、第Ⅱ脚，第HⅥ小叶、第HⅦB小叶受到损伤。

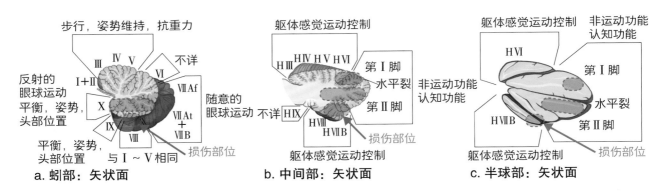

a. 蚓部：矢状面　　　　b. 中间部：矢状面　　　　c. 半球部：矢状面

图 3-33　损伤部位的整体概况

5. 病例中常见的系统障碍和康复策略

病例 1 小脑出血导致共济失调的病例

■临床表现（入院第 1d）

基本信息 50 多岁，男性，发病前 ADL 自立。

意识水平 JCS Ⅰ-1。

沟通 可以进行日常对话。

肌张力 右上、下肢轻度低下。

运动 分离良好，无麻痹，躯干及右上、下肢共济失调程度中等。

感觉 正常。

眩晕 随着头部位置变换而加重。

> JCS：Japan coma scale，评估意识障碍的量表，①觉醒（Ⅰ）；②闭眼时—刺激就觉醒（Ⅱ）；③刺激也不会觉醒（Ⅲ）。这 3 个分类分别又分为 3 个阶段。

■系统障碍（图 3-34、图 3-35）

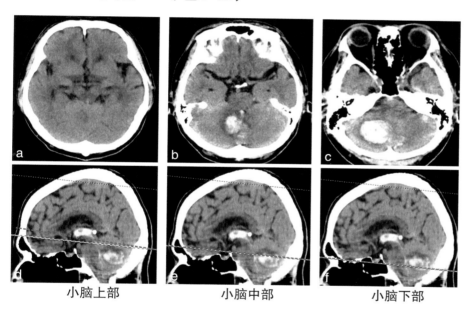

小脑上部　　　　小脑中部　　　　小脑下部

图 3-34　病例 1 的 CT 图像

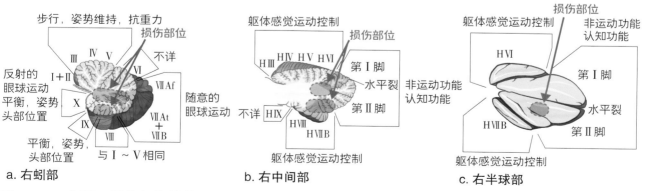

a. 右蚓部　　　　b. 右中间部　　　　c. 右半球部

图 3-35　病例 1 损伤部位的整合

■共济失调的预后（表3-3，表3-4）

87%的共济失调病例的症状在1年内消失，预后良好。

症状持续1年以上的预后不良人群有2种类型，一种是大脑至小脑的传入通路（小脑中脚）全体受损，另外一种是小脑至大脑的传出通路（齿状核和小脑上脚）受损[2]（表3-3）。共济失调基本预后良好，但如果符合上述2种人群，就需要注意了。

图3-36为小脑上脚损伤的病例。经过1年多仍然存在共济失调，需要活用代偿动作和福利用具。〔注：在日本被认定为需护理1~5级的人，在购买或租借日常生活所需的用具时，1年内以10万日元为限，其中90%（9万日元）将通过保险支付。福利用具有轮椅及其附属品、特殊卧铺及其附属品、防止睡觉时压迫血管的用具等。〕

表3-3 不同损伤部位的共济失调预后

	持续时间	
	未满12个	12个月以上
小脑上动脉区 n = 8	6（75%）	2（25%）
小脑下前动脉区 n =10	6（60%）	4（40%）
小脑下后动脉区 n = 29	29（100%）	0（0%）
总计 n = 47	41（87%）	6（13%）

→ 包含小脑上脚+齿状核的病变
→ 包含整个小脑中脚的病变

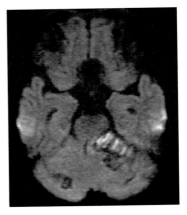

图3-36 小脑上脚的损伤

〔桑原聡，他：小脳·小脳脚梗死における運動失調—運動失調の予後および小脳内体性局在について—. 脳卒中 15：104-112, 1993〕

表3-4 病例1的系统障碍及预后预测

	系统障碍	预后预测
蚓部	右侧中部至下部的皮质下白质部分出现血肿。两侧支配的眼球运动障碍以及颈部、躯干的共济失调停留在轻度至中度	在2~4周的血肿吸收期，观察到功能得到了大幅度的恢复，由于皮质损伤较小，眼球运动障碍及颈部、躯干的共济失调可恢复至轻度或消失
中间部	右侧中部至下部的皮质下白质部分出现血肿。由于HⅢ~Ⅵ损伤较少，右上、下肢的共济失调停留在轻度。由于第Ⅰ脚、第Ⅱ脚没有受损，所以不会对认知功能产生影响	在2~4周的血肿吸收期，观察到功能得到了大幅度的恢复，由于皮质及小脑上、中脚损伤较小，可以看到右上、下肢的共济失调恢复至消失的程度
半球部	右侧第Ⅱ脚的皮质下白质部分出现血肿，但由于比较小，对认知功能的影响较小	在2~4周的血肿吸收期，观察到功能得到了大幅度的恢复，由于皮质的损伤较小，可以预测认知功能障碍可恢复至消失的程度

■康复策略（图3-37）

●颈部、躯干、右上下肢的运动控制

蚓部皮质及 HⅦB、HⅧ的传入、传出通路的部分呈现损伤的状态。在以下想法的基础上制定康复策略。

（1）为了增强对小脑的传入，设法刺激躯体感觉。例如：光脚，选择较硬的座椅面，增加皮肤的接触面积等。

（2）小脑向运动区的传出（小脑向运动区的反馈）较少的情况下也能练习协调运动。例如：抵抗干扰，保持姿势，定位等。

（3）对小脑向运动区的传出（小脑向运动区的反馈）较少的状态进行补偿，保持运动区容易发挥作用的状态。例如：用眼睛追随上、下肢的动作，使用镜子等。

●认知功能

为防万一而进行筛查，如果没有大问题，将进行病程观察。

患者50多岁，年纪不大，发病前ADL处于自立水平，认知功能不存在问题，运动功能预后良好。以身体功能练习为主进行康复训练，最终恢复了病前生活。

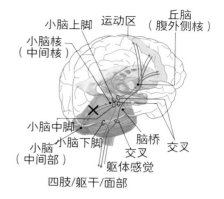

图3-37 脊髓小脑（中间部）系统障碍

运动麻痹

感觉障碍

意识障碍

共济失调

肌张力异常

失认症、失用症

偏侧空间忽视

注意力障碍 执行功能障碍

姿势异常

步行障碍

精神、智力障碍

病例 2 小脑出血导致高级脑功能障碍的病例

■临床观察（入院第 1d）

基本信息 50 多岁，男性，发病前 ADL 自立。

意识水平 JCS I -2。

沟通能力 短句水平。

肌张力 右上、下肢轻度低下。

运动 分离良好，无麻痹，躯干及右上、下肢共济失调程度中等。

感觉 正常。

眩晕 轻度。

高级脑功能检查（入院第 10~13d）。

· RCPM：22/36 分（50 多岁 34.2±2）。

· FAB：6/18 分（50 多岁 15.3±1.4）。

· Kohs 立方体：IQ 52。

· TMT：A 586 s（50 多岁 109.3±35.6），B 无法测定。

■系统障碍（图 3-38、图 3-39，表 3-5）

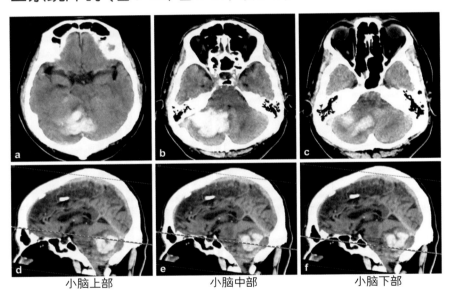

图 3-38 病例 2 的 CT 影像

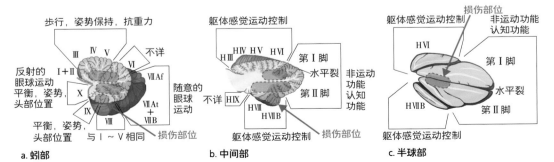

图 3-39 病例 2 的损伤部位的统合

Kohs 立方体组合测验： 将 6 个立方体组合在一起，按照 17 个模式图板组成相同的图板。作为智力检查，测定识别、比较、分析、判断等精神功能。在实际操作对象物方面，如实反映了视觉空间知觉以及动作能力障碍。

TMT： trail marking test 使用 1~25 的数字不规则排列的纸张，快速且正确地将这些数字按顺序连成线的作业，同时测定时间。这是评估精神运动速度的检查。

运动麻痹
感觉障碍
意识障碍
共济失调
肌张力异常
失认症、失用症 偏侧空间忽视
注意力障碍 执行功能障碍
姿势异常
步行障碍
精神、智力障碍

表 3-5　病例 2 的系统障碍及预后预测

	系统障碍	预后预测
蚓部	右侧皮质下白质部分出现血肿。两侧支配的眼球运动障碍以及颈部、躯干的共济失调停留在轻度至中度	在2~4周的血肿吸收期，功能得到了大幅度的恢复，由于皮质损伤较小，预测眼球运动障碍及颈部、躯干的共济失调可从轻度恢复至消失的程度
中间部	右侧皮质下白质部分出现血肿。右上、下肢产生中等程度的共济失调，但由于 HⅢ～Ⅴ 的损伤较少，上肢可能比下肢稍严重。右侧的第Ⅰ脚和第Ⅱ脚也出现了血肿，因此注意功能、执行功能和语言功能出现障碍	在2～4周的血肿吸收期，功能得到了大幅度的恢复，由于皮质及小脑上、中脚损伤较小，可以预测右上下肢的共济失调、认知功能障碍共同从轻度恢复至消失的程度
半球部	右侧皮质下白质部分出现血肿。注意功能、执行功能、语言功能出现障碍	在2~4周的血肿吸收期，功能得到了大幅度的恢复，由于皮质的损伤较小，预测认知功能障碍可从轻度恢复至消失的程度

■康复策略（图3-40，图3-41）

●颈部、躯干、右上下肢的运动控制

蚓部皮质及HⅥ、HⅦB、HⅧ的传入、传出通路的部分呈现损伤的状态。在以下想法的基础上制定康复策略。

（1）为了增强对小脑的传入，设法增强躯体感觉。例如：光脚，选择较硬的座椅面，增加皮肤的接触面积等。

（2）小脑向运动区的传出（小脑向运动区的反馈）较少的情况下也能练习协调运动。例如：抵抗干扰以保持姿势、定位等。

（3）对小脑向运动区的传出（小脑向运动区的反馈）较少的状态进行补偿，保持运动区容易发挥作用的状态。例如：用眼睛追随上下肢的动作，使用镜子等。

●认知功能

右第Ⅰ脚和第Ⅱ脚的传入、传出通路的部分处于损伤的状态。在以下想法的基础上制定康复策略。

（1）检查与小脑右半球相联系的大脑左半球负责的高级脑功能（注意功能、执行功能、语言功能）。例如：TMT、FAB、SLTA 等。

（2）由于小脑的信息处理能力下降，表现出注意力障碍，所以无论是电脑作业还是运动作业，都应在信息量少、周围安静的环境中进行练习。随着功能恢复，信息量逐渐增加，对于不适宜的反应，代替小脑，从治疗师那里得到适当的反馈。

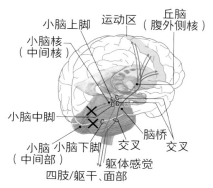

图 3-40　脊髓小脑（中间部）系统障碍

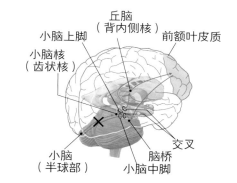

图 3-41　大脑小脑系统：认知功能的

SLTA：standard language test of aphasia，标准失语症检查。

患者从年轻到50多岁，发病前ADL也自立。运动功能和认知功能预后良好，以功能练习为主进行康复训练，最终恢复至病前的生活状态。

引用文献

［1］Schmahmann JD：An emerging concept. The cerebellar contribution to higher function. Arch Neurol 48：1178-1187, 1991

［2］桑原聡，他：小脳・小脳脚梗死における運動失調—運動失調の予後および小脳内体性局在について．脳卒中 15：104-112, 1993

参考文献

・藤田啓史，他：ヒト小脳の構造と解剖学的機能局在．辻省次（総編集）：シリーズ《アクチュアル脳・神経疾患の臨床》小脳と運動失調—小脳はなにをしているのか．pp3-16, 中山書店, 2013

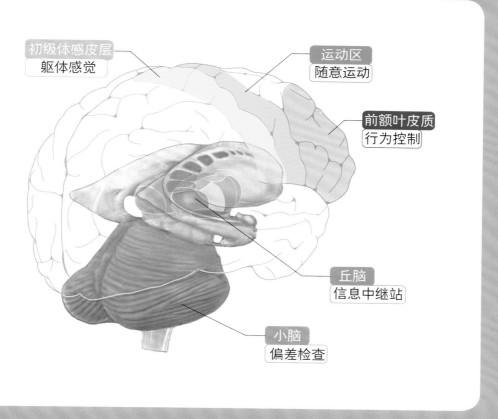

初级体感皮层
躯体感觉

运动区
随意运动

前额叶皮质
行为控制

丘脑
信息中继站

小脑
偏差检查

第4章

丘脑相关的神经系统

不断地接收且处理偏差的多才多艺的中场球员（mid-fielder）

　　丘脑损伤引起的临床症状不仅有感觉障碍，还涉及共济失调、不随意运动、认知功能障碍等多方面。

　　丘脑被划分为 20 多个亚核，各分区与大脑的不同部分存在纤维联系。通过理解各个分区的联系，有利于明确障碍的原因，建立预后预测和康复的方法。

1. 丘脑相关的神经系统概述

丘脑参与的神经系统主要有以下方面，在与大脑其他部位保持联系的同时承担多种功能。

①躯体感觉系统：脊髓丘脑束

【涉及的部位】

· 丘脑
（腹后外侧核
/腹后内侧核）
· 躯体感觉感受器
· 初级感觉区

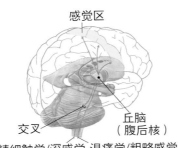

感觉区
交叉
丘脑（腹后核）
精细触觉/深感觉 温痛觉/粗略感觉

②小脑网络：运动环路

【涉及的部位】

· 丘脑（腹外侧核）
· 小脑（蚓部/中间部）
· 运动区/运动前区
/辅助运动区
· 脑桥

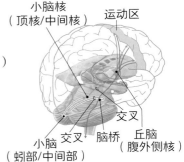

小脑核（顶核/中间核）
运动区
小脑（蚓部/中间部）
交叉 脑桥 丘脑（腹外侧核）

③小脑网络：认知环路

【涉及的部位】

· 丘脑（背内侧核）
· 小脑（半球部）
· 前额叶皮质
（背外侧部）
· 脑桥

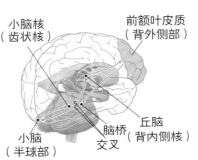

小脑核（齿状核）
前额叶皮质（背外侧部）
小脑（半球部）
脑桥 丘脑（背内侧核）
交叉

④基底核网络：肌肉骨骼运动环路

【涉及的部位】

· 丘脑（腹前核/
腹外侧核）
· 运动区/运动前区
/辅助运动区
· 壳核
· 苍白球

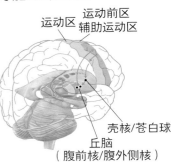

运动区 运动前区 辅助运动区
壳核/苍白球
丘脑（腹前核/腹外侧核）

⑤基底核网络：前额叶皮质环路

【涉及的部位】

· 丘脑（腹前核
/背内侧核）
· 前额叶皮质
（背外侧部/眶面）
· 尾状核
· 苍白球

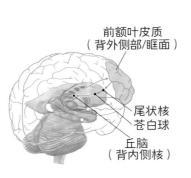

前额叶皮质（背外侧部/眶面）
尾状核
苍白球
丘脑（背内侧核）

⑥基底核网络：边缘系统环路

【涉及的部位】

· 丘脑（背内侧核）
· 扣带回
· 苍白球

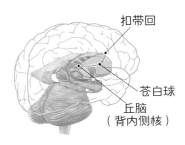

扣带回
苍白球
丘脑（背内侧核）

需要掌握的重点

□ 根据与丘脑亚核联系的大脑部位，将与丘脑相关的系统分为 6 个部分。其特征是，丘脑的内侧分别与大脑的内侧和前侧相联系，丘脑的外侧与大脑的外侧相联系。

□ 丘脑的受损部位不同，出现的症状也不同。不仅会产生感觉障碍，肌张力和认知功能也会受到影响。

2. 丘脑的结构

1 丘脑的概述（图4-1）

　　丘脑占位于大脑半球与脑干之间间脑的4/5，是拇指大小的左右对称的结构体。它是将躯体感觉、视觉、听觉、平衡觉、嗅觉等所有感觉投射到大脑皮层各处的中继核。

　　丘脑通过环路上的通路与大脑皮层交换信息，参与大脑皮层承担的注意、记忆、情绪、语言、执行功能、肌张力、运动控制等诸多功能。

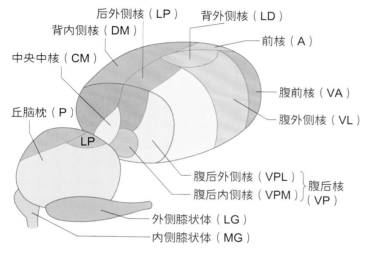

后外侧核（LP）　　背外侧核（LD）
背内侧核（DM）
中央中核（CM）　　　　　　前核（A）
丘脑枕（P）　　　　　　腹前核（VA）
　　　　　　　　　　腹外侧核（VL）
LP
　　　腹后外侧核（VPL）
　　　腹后内侧核（VPM）　腹后核（VP）
外侧膝状体（LG）
内侧膝状体（MG）

图 4-1　丘脑的结构

2 丘脑的亚核

　　丘脑在解剖学上可分为20多个丘脑亚核。根据部位，Y形的内髓板将其划分为**背内侧核群、前核群、外侧核群**3大核群；根据功能，分为**特异核**（投射至感觉区和运动区等皮质的特定部位）、**联合核**（投射到联合区）、**非特异核**（广泛投射到整个皮质）3类。

　　以下介绍代表性的丘脑亚核的特征，并汇总于表中（**表4-1**）。

运动麻痹

感觉障碍

意识障碍

共济失调

肌张力异常

失认症、失用症

偏侧空间忽视

注意力障碍执行功能障碍

姿势异常

步行障碍

精神、智力障碍

表 4-1　丘脑亚核的种类和特征

	名称	部位	传入、传出	功能
特异核：投射至大脑皮层	腹后核（ventral posterior nucleus, VP）		前外侧：四肢/躯干的触觉 前内侧：面部/头部的触觉 后外侧：四肢/躯干的温痛觉 后内侧：面部/头部的温痛觉 躯体感觉区	传递**躯体感觉**。腹后外侧核负责传递四肢和躯干的躯体感觉，**腹后内侧核**负责传递面部、头部的躯体感觉。前方部由内侧丘系传入固有感觉和触觉，后方部由脊髓丘脑侧束传入温痛觉。从腹后核经丘脑皮质束，传出至躯体感觉区
	腹外侧核（ventral lateral nucleus, VL）		前方：壳核、苍白球 后方：小脑 运动区、运动前区、辅助运动区	前方部分经由壳核和苍白球传入来自运动区、运动前区和辅助运动区的信息，再传出至运动区、运动前区和辅助运动区，从而形成基底核网络的**肌肉骨骼运动环路**，参与肌张力的调节。 后方部分经由小脑蚓部、中间部传入来自运动区、运动前区、辅助运动区的信息，再传出至运动区、运动前区、辅助运动区，形成小脑网络的**运动环路**，参与**协调运动的控制**
	腹前核（ventral anterior nucleus, VA）		壳核、苍白球 运动区、运动前区、辅助运动区、前额叶皮质	具有与腹外侧核的前方部分相同的传入、传出通路，参与**肌张力的抑制**。经由尾状核、苍白球传入来自前额叶皮质的信息，再传出至前额叶皮质，形成基底核网络的**前额叶皮质环路**，参与**执行功能和动机形成**
	前核（anterior nucleus, A）		乳头体、海马 扣带回后部	参与**记忆**。从乳头体、海马传入，传出至扣带回后部
	外侧膝状体（lateral geniculate body, LG）		视网膜 视觉区	**传递视觉**。从视网膜传入视觉信息，传出至枕叶的视觉区
	内侧膝状体（medial geniculate body, MG）		耳蜗 听觉区	**传递听觉**。从耳蜗传入听觉信息，传出至颞叶的听觉区

表 4-1（续）

	名称	部位	传入、传出	功能
联合核：投射至大脑皮层联合区	背外侧核（lateral dorsal nucleus, LD）		其他丘脑亚核 扣带回后部	参与**记忆**。从其他丘脑亚核传入，传出至扣带回后部
	后外侧核（lateral posterior nucleus, LP）		躯体感觉区、视觉区、听觉区 顶叶联合区	参与**空间认知**、**姿势**定位。从其他丘脑亚核、视觉区、听觉区、躯体感觉区传入，传出至顶叶联合区
	背内侧核（dorsal medial nucleus, DM）		苍白球、小脑 前额叶皮质、扣带回前部	与认知功能、情绪控制、动机形成相关。经由尾状核、苍白球传入来自前额叶皮质的信息，再传出至前额叶皮质，形成基底核网络的**前额叶皮质环路**，参与**执行功能和动机形成**。 另外，经由小脑传入来自前额叶皮质的信息，再传出至前额叶皮质，形成小脑网络的**认知环路**，参与**认知功能**
	丘脑枕（Pulvinar, P）		其他丘脑亚核、视觉联合区 顶叶联合区、扣带回后部	参与**视觉**、**听觉**、**躯体感觉的统合和记忆**。从其他丘脑亚核、视觉联合区传入，传出至顶枕联合区
非*特异核	中央中核（central medial nucleus, CM）		中脑网状结构 大脑皮层整体	参与大脑皮层的**觉醒**。从中脑网状结构传入，广泛传出至大脑皮层。

＊对个别的感觉"无作用"的丘脑亚核。

运动麻痹

感觉障碍

意识障碍

共济失调

肌张力异常

失认症、失用症

偏侧空间忽视

注意力障碍

执行功能障碍

姿势异常

步行障碍

精神、智力障碍

3. 丘脑的功能和神经系统

　　丘脑的功能根据纤维联系的部分，分为6大类（**图4-2**）。下面分别介绍纤维联系的部位和通路，以及由此形成的功能。

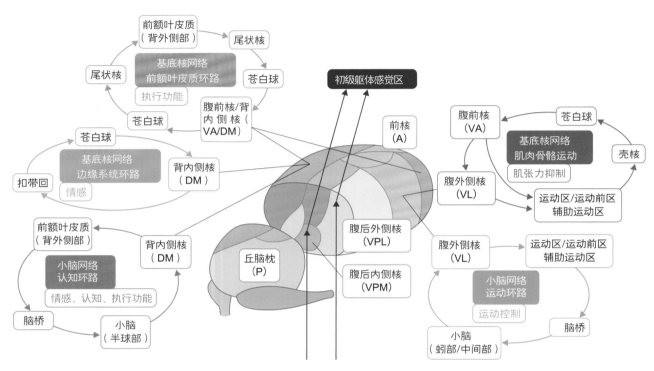

图 4-2　丘脑相关联的网络

1 躯体感觉系统（脊髓丘脑束）（图4-3）

【丘脑亚核】腹后核（腹后外侧核、腹后内侧核）。

【传入通路】（1）四肢、躯干的躯体感觉感受器 ➡ 内侧丘系、脊髓丘脑侧束 ➡ 丘脑（腹后外侧核）。

（2）面部、头部的躯体感觉感受器 ➡ 三叉神经 ➡ 丘脑（腹后内侧核）。

【传出通路】丘脑（腹后核）➡ 丘脑皮质束 ➡ 躯体感觉区。

【障碍】躯体感觉障碍。

在四肢、躯干的躯体感觉中，触觉和固有感觉通过内侧丘系，温痛觉通过脊髓丘脑侧束，均传入丘脑的腹后外侧核。面部、头部的躯体感觉通过三叉神经，传入腹后内侧核。离开腹后核的丘脑皮质束通过内囊后肢，传出至躯体感觉区。

如果这条通路的某处受到损伤，就会产生**躯体感觉障碍**，但是即使腹后核以外的丘脑亚核受到损伤，也不会产生躯体感觉障碍。

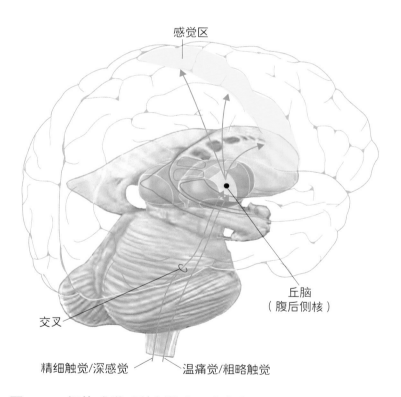

图 4-3 躯体感觉系统（脊髓丘脑束）

运动麻痹

感觉障碍

意识障碍

共济失调

肌张力异常

失认症、失用症

偏侧空间忽视

注意力障碍 执行功能障碍

姿势异常

步行障碍

精神、智力障碍

❷ 小脑网络：运动环路（图 4-4）

【丘脑亚核】腹外侧核。

【传入通路】运动区 ➡ 脑桥 ➡ 小脑（蚓部 / 中间部）➡ 小脑上脚 ➡ 丘脑（腹外侧核）。

【传出通路】丘脑（腹外侧核）➡ 运动区。

【障碍】共济失调。

运动区发出的运动指令在下行皮质脊髓束的途中，在脑桥将其复制的信息传递给脑桥横纤维，然后传入至另一侧的小脑蚓部和中间部。小脑将处理后的运动误差信息通过小脑上脚，传入至丘脑的腹外侧核。经腹外侧核的运动误差信息传入至运动区，形成运动环路。

如果这条通路的某处受到损伤，运动的误差调节就会出现错误，导致**共济失调**。

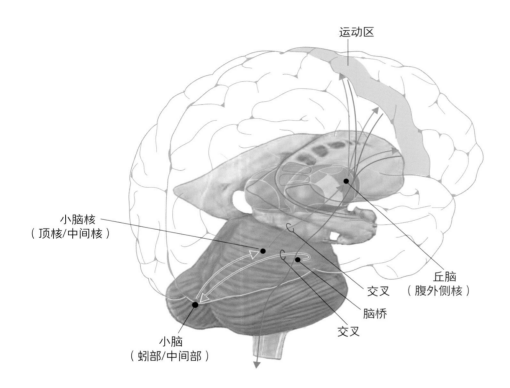

图 4-4 运动环路：小脑网络

🅱小脑网络：认知环路（图4-5）

【丘脑亚核】背内侧核。

【传入通路】前额叶皮质（背外侧部）➡ 脑桥 ➡ 小脑（半球部）➡ 丘脑（背内侧核）。

【传出通路】丘脑（背内侧核）➡ 前额叶皮质（背外侧部）。

【障碍】小脑性认知情感综合征（CCAS）。

　　来自前额叶皮质的认知信息经由脑桥传入至小脑半球。小脑将处理后的认知信息通过小脑上脚传入至丘脑的背内侧核。经由背内侧核的认知信息传出至前额叶皮质，形成认知环路。

　　如果这个环路的某处受损，就会出现称作**小脑性认知情感综合征（CCAS）**的认知功能障碍（表4-2）[1]。

小脑性认知情感综合征: cerebellar cognitive affective syndrome CCAS。

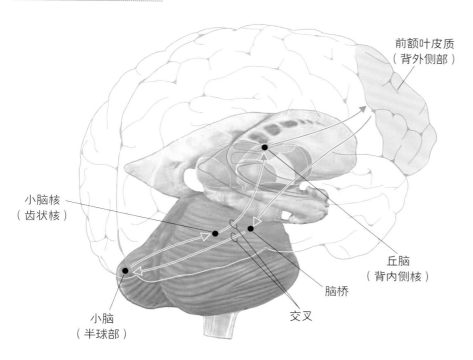

图 4-5　认知环路：小脑网络

表 4-2　小脑性认知情感综合征（CCAS）的临床特征

执行功能障碍	规划障碍、设置变换障碍、抽象的推理障碍、工作记忆障碍、流畅性低下
空间认知障碍 语言障碍	视觉空间的综合障碍，视觉空间记忆的障碍
	韵律障碍、语法不能、轻度命名不能
人格障碍	情绪的极端化或迟钝，抑制解除和不恰当的行动

〔基于 Schmahmann J D：An emerging concept. The cerebellar contribution to higher function. Arch Neurol 48：1178-1187，1991 制作〕

运动麻痹

感觉障碍

意识障碍

共济失调

肌张力异常

失认症、失用症

偏侧空间忽视

注意力障碍 执行功能障碍

姿势异常

步行障碍

精神、智力障碍

④ 基底核网络：肌肉骨骼运动环路（图4-6）

【丘脑亚核】腹前核、腹外侧核。

【传入通路】运动前区、辅助运动区、运动区 ➡ 壳核 ➡ 苍白球 ➡ 丘脑（腹前核、腹外侧核）。

【传出通路】丘脑（腹前核、腹外侧核）➡ 运动前区、辅助运动区 ➡ 运动区。

【障碍】肌张力亢进或低下，随意运动低下，不随意运动。

　　来自运动前区、辅助运动区、运动区的信息传入至壳核。以该信息为基础产生的兴奋性和抑制性的指令，由壳核及苍白球传入至丘脑的腹前核和腹外侧核，经由腹前核和腹外侧核的兴奋性/抑制性指令传出至运动前区、辅助运动区和运动区，形成骨骼运动环路。

　　如果这个环路的某一处受到损伤，就会出现肌张力异常、随意运动低下和不随意运动。当来自壳核和苍白球的抑制性输出增加时，运动前区、辅助运动区、运动区的活动低下，像**帕金森病**一样表现出**肌张力增高、随意运动减少**的症状。相反，如果来自壳核和苍白球的抑制性输出减少，运动前区、辅助运动区、运动区的活动就会增加，出现如**亨廷顿舞蹈病**一样的肌张力低下或不随意运动（与意愿无关的运动）诱发的症状。

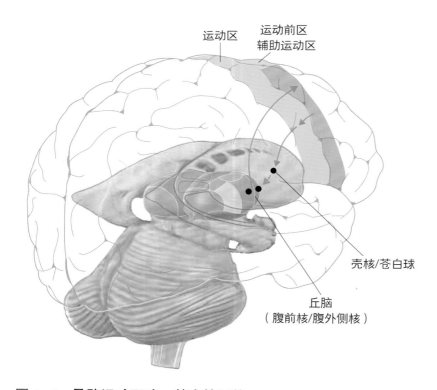

图4-6　骨骼运动环路：基底核网络

5 基底核网络：前额叶皮质环路（图4-7）

【丘脑亚核】腹前核 / 背内侧核。

【传入通路】前额叶皮质（背外侧部）➡ 尾状核 ➡ 苍白球 ➡ 丘脑（腹前核 / 背内侧核）。

【传出通路】丘脑（腹前核 / 背内侧核）➡ 苍白球 ➡ 尾状核 ➡ 前额叶皮质（背外侧部）。

【障碍】执行功能障碍。

　　来自前额叶皮质的信息传出至尾状核。尾状核和苍白球在"决定目的"和"选择动作"等时活动，其信息传入至丘脑的腹前核/背内侧核，经由腹前核/背内侧核的信息传出至前额叶皮质，形成前额叶皮质环路。前额叶皮质还负责保持已决定的目的和已选择的动作。

　　如果这个环路的某处受到损伤，就不能选择和保持行为，表现为**执行功能障碍**。

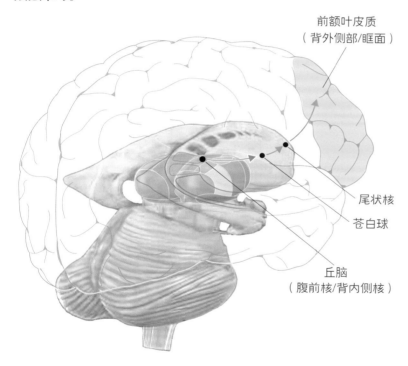

图4-7　前额叶皮质环路：基底核网络

运动麻痹

感觉障碍

意识障碍

共济失调

肌张力异常

失认症、失用症

偏侧空间忽视

注意力障碍 执行功能障碍

姿势异常

步行障碍

精神、智力障碍

6 基底核网络：边缘系统环路（图4-8）

【丘脑亚核】背内侧核。

【传入通路】扣带回 ➡ 苍白球 ➡ 丘脑（背内侧核）。

【传出通路】丘脑（背内侧核）➡ 扣带回。

【障碍】情感障碍。

　　来自扣带回的信息经由苍白球传入至丘脑的背内侧核。经由背内侧核的信息传出至扣带回，形成边缘系统环路，与行为的动机形成和情感有关。

　　这个环路的某处受到损伤，就会表现为**情感障碍**。

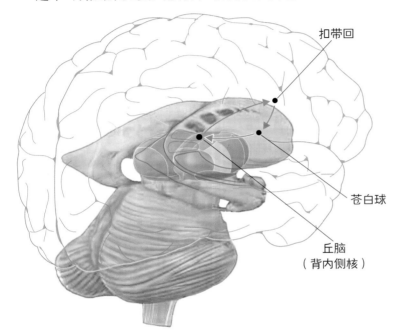

图 4-8　边缘系统环路：基底核网络

4. 观察丘脑相关的脑影像的方法

① 感觉神经纤维的通路（图4-9）

首先，通过脑影像确认与丘脑相关的感觉神经纤维的通路。

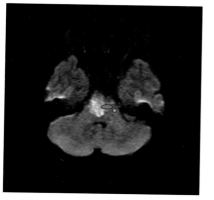

a. 脑桥水平

触觉通过内侧丘系（▬）在中央向丘脑上行，温痛觉通过脊髓丘脑侧束（●）在中央外侧向丘脑上行。

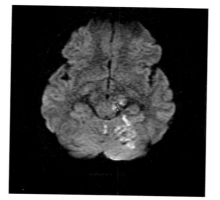

b. 中脑水平

触觉通过内侧丘系（▮）和温痛觉，通过脊髓丘脑侧束（●）从中央外侧向丘脑上行。

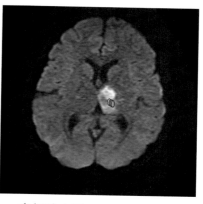

c. 室间孔水平

传入至丘脑的腹后核（▨），通过内囊后肢的丘脑皮质束，向躯体感觉区上行。

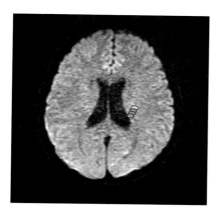

d. 侧脑室水平

在中央后回的侧脑室旁边的内侧，下肢（●）、躯干（●）、上肢（●）、面部（◯）的神经纤维上升。

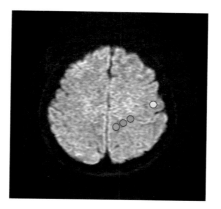

e. 半卵圆中心水平

在中央后回的内侧，下肢（●）、躯干（●）、上肢（●）、面部（◯）的感觉神经纤维上行，面部的感觉神经纤维到达大脑皮层。

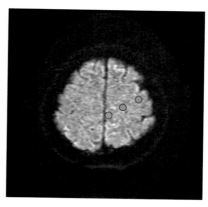

f. 皮质水平

下肢（●）、上肢（●）、躯干（●）的感觉神经纤维分别在中央后回的内侧、外侧、中间通过，到达大脑皮层。

图 4-9　丘脑相关的感觉神经纤维的水平面 MRI 影像（DWI）

运动麻痹

感觉障碍

意识障碍

共济失调

肌张力异常

失认症、失用症

偏侧空间忽视

注意力障碍执行功能障碍

姿势异常

步行障碍

精神、智力障碍

2 丘脑

图4-10是丘脑出血的脑影像。选择丘脑上部和中部的水平面，你知道每个亚核分别在哪里吗？下文我们将解释，到目前为止学过的丘脑的亚核在脑影像中的观察方法。

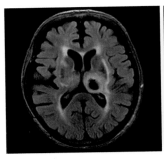
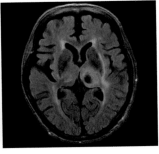

a. 丘脑上部　　b. 丘脑中部

图 4-10　丘脑出血的MRI影像（FLAIR）

■丘脑上部（图 4-11）

脑影像的水平面，如**图4-11b**，为从前上方向后下方倾斜的切面。因此，在丘脑上部的切面中，位于丘脑上方的**前核（A）**的后部在前方，**背外侧核（LD）**、**后外侧核（LP）**在外侧，**背内侧核（DM）**在内侧，**丘脑枕（P）**在后方。

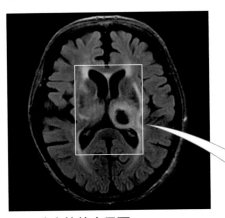

a. 丘脑底核的水平面

b. 从矢状面看到的水平面的位置

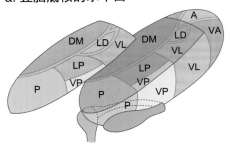

c. 丘脑整体的剖面图像

d. a的放大图

图 4-11　丘脑上部的水平面

■丘脑中部（图4-12）

在丘脑中部的切面中，腹前核（**VA**）、腹外侧核（**VL**）、腹后核（**VP**）在外侧，中央中核（**CM**）在中央，背内侧核（**DM**）在内侧，丘脑枕（**P**）在后方。

这样根据水平面的水平能看见亚核的变化，重要的是，要清楚它是哪个部位的切面，从而确认脑影像。

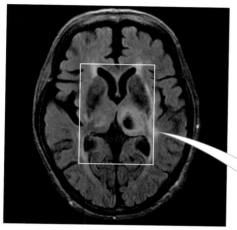

a. 丘脑底核的水平面

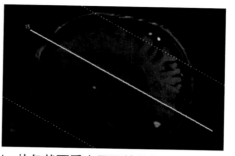

b. 从矢状面看水平面的位置

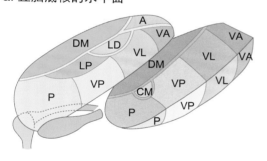

c. 丘脑整体的剖面图像

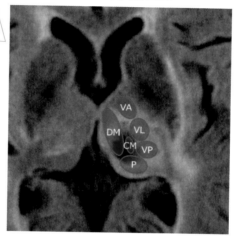

d. a的放大图

图4-12　丘脑中部的水平面

运动麻痹

感觉障碍

意识障碍

共济失调

肌张力异常

失认症、失用症

偏侧空间忽视

注意力障碍 执行功能障碍

姿势异常

步行障碍

精神、智力障碍

5. 病例中常见的系统障碍和康复策略

病例 1 丘脑梗死表现为感觉障碍和注意障碍的病例

■临床观察（入院第 1d）

基本信息 80 多岁，男性，发病前 ADL 自立。

意识水平 清醒。

沟通能力 可以进行日常对话。

运动 BRS 右 Ⅴ－Ⅴ－Ⅴ，巴雷征阳性，运动失调中等程度。

感觉 右侧上、下肢浅感觉轻度减退，深感觉中等程度减退。

高级脑功能检查 （入院第 4d）TMT－A 超过限定时间，BIT 139/146 分。

> **BIT**：behavioural inattention test
> 行为性忽视检查，通过涂抹试验，临摹、绘制试验，线段平分试验等的偏侧空间忽视检查法。

■影像观察（图 4-13）

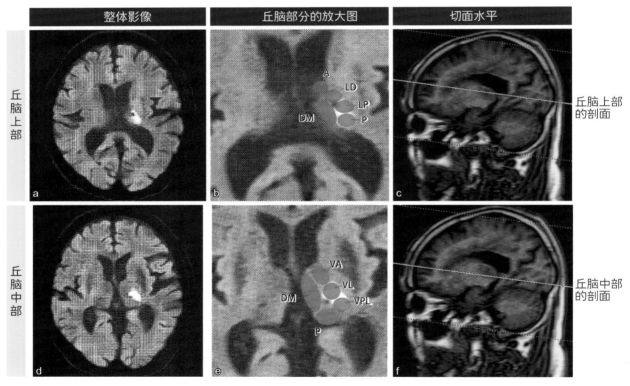

图 4-13　病例 1 的 MRI 影像（DWI）

A：前核；LD：背外侧核；LP：后外侧核；DM：背内侧核；P：丘脑枕；VA：腹前核；VL：腹外侧核；VPL：腹后外侧核

■系统障碍（表 4-3、图 4-14）

表 4-3 病例 1 的系统障碍及预后预测

	系统障碍	预后预测
上部	后外侧核（LP）部分出现梗死，影响空间认知，呈现极轻度的右偏侧空间忽视	在 1~4 周的水肿缓解期，**空间认知障碍**得到了大幅度的功能恢复，预测可恢复至消失的程度
中部	内囊后肢、背内侧核（DM）未发现梗死，但呈现极轻度的运动麻痹和中度的注意障碍。这是由于梗死部位水肿带来的压迫影响。 腹外侧核（VL）的部分出现梗死。四肢躯干的协调性受到影响，呈现中度共济失调。 后外侧核的大部分出现梗死。躯体感觉受到影响，呈现中度感觉障碍	在 1~4 周的水肿缓解期，**运动麻痹**和**注意障碍**得到了大幅度的功能恢复，预测可恢复至消失的程度。 **共济失调**也受水肿影响很大，由于只是部分梗死，预计在 1~4 周的水肿缓解期就可恢复至轻度，6 个月内恢复至消失。 **感觉障碍**的恢复需要一定的时间，预计会有中度至轻度的障碍残留

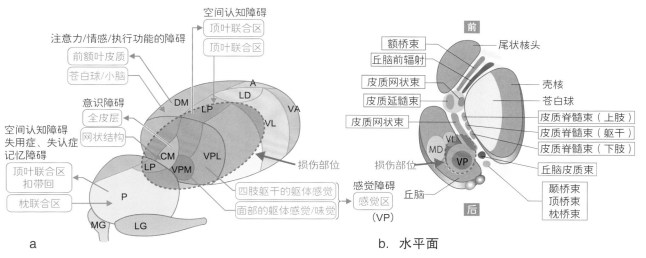

图 4-14　病例 1 的损伤部位

■康复策略

●感觉障碍的康复策略

左丘脑腹后核的大部分受损，可在以下想法的基础上制定康复策略：

（1）通过使用较硬的座椅面提高臀部的感觉输入，光脚提高足底的感觉输入，靠墙增加左半身的接触面积以提高左半身的感觉输入。

（2）右偏侧空间忽视程度极轻，可以期待视觉带来的代偿作用。用镜子照全身，用眼睛确认等，补充身体的形象。

●运动麻痹的康复策略

诊断显示无左内囊后肢的损伤。由于继发性水肿的压迫而出现极轻度的运动麻痹，预计在 1~4 周的水肿缓解期会自然恢复。由于伴有感觉障碍，为了避免受伤或失用，在视觉确认的同时促进右上、下肢的使用。

●注意障碍的康复策略

未发现左丘脑背内侧核损伤。因水肿压迫而出现中度注意障碍，预测在1～4周的水肿缓解期会自然恢复。

（1）对高级脑功能（空间认知功能、注意功能、执行功能）进行检查，详细评估具体的功能障碍。例如：BIT、TMT、BADS、FAB等。

（2）由于伴有感觉障碍，注意力难以集中在右侧空间和右侧身体上，而且信息处理能力低下。为了避免不必要的信息引起的混乱，无论是电脑作业还是运动场面，都应在周围信息量较少的安静环境中进行。另外，可以使用较硬的座椅面、光脚、靠墙增加左半身的接触面积等，提高右半身的感觉输入，促进对右侧空间的注意力。

■病程

发病后第2周，注意力障碍基本得到改善，日常生活达到正常的程度，运动麻痹也基本得到改善，可以在监护下在楼内行走。

出于改善感觉障碍和生活自立的目的，转院到康复医院。

运动麻痹

感觉障碍

意识障碍

共济失调

肌张力异常

失认症、失用症

偏侧空间忽视

注意力障碍、执行功能障碍

姿势异常

步行障碍

精神、智力障碍

病例 2 丘脑出血表现为注意力、情感、执行功能障碍的病例

■临床观察（入院第 1d）

基本信息 60 多岁，女性，发病前 ADL 自立。

意识水平 JCS I –2。

沟通能力 可以理解并遵从简单的指示，短期记忆力低下。

运动 BRS 右 V – V – V，无共济失调。

感觉 可见右侧上、下肢感觉轻度减退。

高级脑功能检查 （入院第 10 d）TMT A 部分 276s，B 部分中断。

■影像观察（图 4–15）

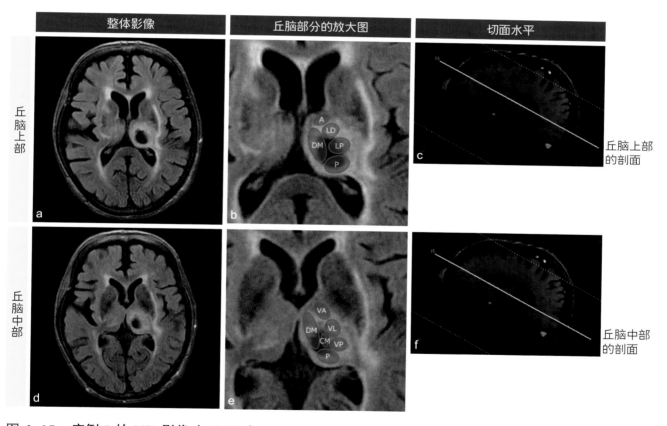

整体影像	丘脑部分的放大图	切面水平
丘脑上部 a	A LD DM LP P b	c 丘脑上部的剖面
丘脑中部 d	VA DM VL CM VP P e	f 丘脑中部的剖面

图 4–15 病例 2 的 MRI 影像（FLAIR）

A：前核；LD：背外侧核；LP：后外侧核；DM：背内侧核；P：丘脑枕；VA：腹前核；VL：腹外侧核；VP：腹后核；CM：中央中核

■ 系统障碍（表4-4、图4-16）

表 4-4　病例 2 的系统障碍及预后预测

	系统障碍	预后预测
丘脑上部	**后外侧核（LP）**的部分出现血肿。对空间认知有影响，但损伤只是一部分，因为是左半球，所以只停留在轻度。 **背内侧核（DM）**的部分出现血肿。虽然会对注意力、情感、执行功能产生影响，但由于损伤只是一部分，而且是受双侧支配，所以仅停留在轻度至中度。 **丘脑枕（P）**的部分出现血肿。由于是左半球，所以会对失用、失认产生影响，但损伤只是极少的一部分，所以停留在轻度	**空间认知障碍**和**失用、失认**在2~4周的血肿吸收期得到了大幅度的功能恢复，预测可恢复至消失的程度。 **注意力、情感、执行功能障碍**，预测可恢复至轻度，但预计需要3个月至半年左右的时间
丘脑中部	**背内侧核（DM）**的部分，以及**中央中核（CM）**的部分出现血肿。虽然会对注意力、情感、执行功能和觉醒产生影响，但由于损伤不大，而且是受双侧支配，所以仅停留在轻度至中度。 **腹后核（VP）**没有出现损伤，感觉障碍无残留	**意识障碍**和**感觉障碍**在2~4周的血肿吸收期得到了大幅度的功能恢复，预测可恢复至消失的程度。 **注意力、情感、执行功能障碍**，预测可恢复至轻度，但预计需要半年至1年左右的时间

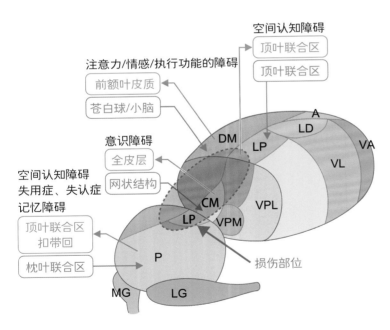

图 4-16　病例 2 的损伤部位

■康复策略

●注意力、情感、执行功能障碍的康复策略（图 4-17）

左丘脑的背内侧核的一部分受到了损伤，因此可在以下想法的基础上制定康复策略。

（1）对高级脑功能（注意功能、执行功能）进行检查，详细评估具体的功能障碍。例如：TMT，BADS，FAB等。

（2）由于表现出注意力障碍，无论是电脑作业还是运动作业，都要在信息量少、周围安静的环境下进行。对于执行功能障碍，要避免多阶段指示，要一个一个地具体指示，必要时使用笔记。由于患者情绪不稳定，在深呼吸或转换话题也很难改善的情况下，治疗师可离开座位，或者让患者在别的房间里一个人平息心情来促进学习［这种方法称作暂停（time out）法］。

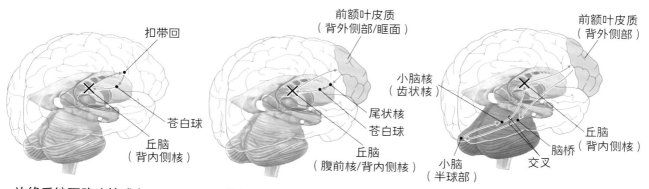

a. 边缘系统环路（情感）　　b. 前额叶皮质环路（执行功能）　　c. 小脑认知环路（CCAS）

图 4-17　病例 2 的系统障碍

●感觉障碍的康复策略

左丘脑腹后核因血肿受到压迫，但没有受到损伤，因此可在以下想法的基础上制定康复策略。

预测基本上通过自然恢复2～4周，感觉障碍可消失。在此期间，如果在日常生活中遇到困难，可以通过视觉代偿，进行提高感觉输入等的指导。

■病程

发病后第2周，感觉障碍基本得到改善，运动功能在日常生活中变得正常。

出于注意力、情感、执行功能障碍改善的目的，转院至康复医院。

运动麻痹
感觉障碍
意识障碍
共济失调
肌张力异常
失认症、失用症
偏侧空间忽视
注意力障碍执行功能障碍
姿势异常
步行障碍
精神、智力障碍

引用文献

[1] Schmahmann J D : An emerging concept. The cerebellar contribution to higher function. Arch Neurol 48 : 1178 - 1187, 1991

参考文献

・吉尾雅春：視床と周辺の機能解剖—特集 視床出血と理学療法. 理学療法ジャーナル 52：389-396, 2018

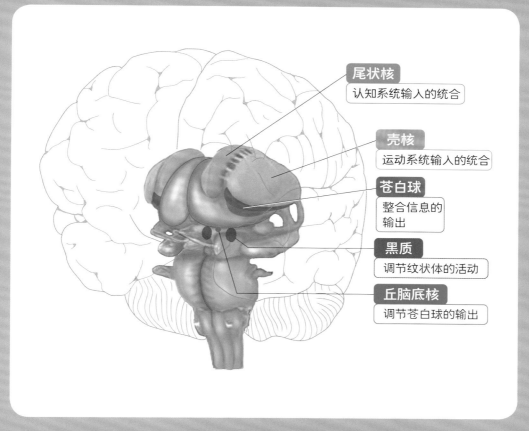

尾状核
认知系统输入的统合

壳核
运动系统输入的统合

苍白球
整合信息的
输出

黑质
调节纹状体的活动

丘脑底核
调节苍白球的输出

第5章

大脑基底核 相关的
神经系统：运动系统环路

用于运动控制的接合点（连接枢纽）

大脑基底核接受来自认知系统和运动系统皮质的投射,在相关区域形成回归性的4个环路,参与运动和认知的控制。

在大脑基底核中，因脑卒中而容易受损的壳核是运动环路的接合点。**壳核**一旦损伤，无法调节适合运动和姿势的肌张力，就会出现异常姿势。姿势肌的肌张力增高，因难以判断随意运动障碍的程度，在评价和治疗中，重点是根据肌张力调节作业的难易度。

本章将聚焦于运动系统环路，介绍大脑基底核的功能。

1. 大脑基底核相关的神经系统概述

从大脑皮层传出的信息被传递至大脑基底核，通过丘脑回归到相关区域，形成回归的环路（回路）。大体上有4个环路，分为运动系统的**运动环路**、**眼球运动环路**、认知系统的**前额叶皮质**和**边缘系统环路**。

本章就运动系统环路进行解说，认知系统环路在第6章（➡134页）中介绍。在运动系统环路中，随意运动和姿势控制等传出信息经收集和整合，通过调节肌张力，使其能够按照预期的运动强度和时间进行随意运动。

运动系统环路包括**大脑皮质–基底核回路**（狭义的运动环路）和**大脑小脑网络**（广义的运动环路）2个系统（**表5–1**）。大脑小脑网络在第3章（➡74页）中已经进行了解说，所以本章以大脑皮质–大脑基底核回路为中心，进行运动环路的概述。

需要掌握的重点

□ 关于大脑基底核，**壳核**和**尾状核**作为皮层的传入核发挥作用，**苍白球**和**黑质网状部**作为投射至其他神经核的传出核发挥作用，**丘脑底核**和**黑质致密部**作为基底核功能的调节核发挥作用。

□ 壳核接受来自运动区的投射而形成运动环路。

□ 大脑皮层 – 基底核回路向脑干、小脑神经核、步行诱发区发送投射，根据同时进行的随意运动、姿势控制、步行控制的执行情况，逐一调整肌张力。

运动麻痹
感觉障碍
意识障碍
共济失调
肌张力异常
失认症、失用症
偏侧空间忽视
注意力障碍执行功能障碍
姿势异常
步行障碍
精神、智力障碍

表 5–1　大脑皮层 – 基底核回路的概述

环路	运动系统		认知系统	
	运动环路	眼球运动环路	前额叶皮质环路	边缘系统环路
功能	在执行运动时，根据运动程序和姿势控制等伴随运动的信息，一边控制肌张力，一边执行运动。另外，还可投射至脑干，参与姿势调节及步行模式控制	在这个环路中，负责处理与奖赏和认知相关的视觉运动。处理后的信息传送至上丘，控制快速扫视等眼球运动	与认知信息处理和工作记忆的控制相关，负责启动想法或行动计划、注意、社会行为等的高级脑功能的表现	与情绪、生理需求等本能和自主神经的活动等有关。另外，眶额皮质和前扣带回皮层通过丘脑MD核与其他联合区相互联络，以补充前额叶皮质的控制功能
连络通路	将来自大脑皮层运动相关区（特别是辅助运动区）的投射输送到壳核，而来自苍白球内侧/黑质网状部的传出经由丘脑腹侧核群（腹外侧核、腹前核）返回至辅助运动区	将眼球运动区（额叶眼动区、辅助眼动区）的投射传送至尾状核，从苍白球背内侧尾部/黑质网状部外侧部的传出经由丘脑腹侧核大细胞部外侧及背内侧核髓板旁部返回至额叶眼动区	将来自背外侧前额叶皮质区和外侧眶额皮质的投射传送至尾状核头，而来自苍白球内侧和黑质网状部的传出经由丘脑腹前核以及丘脑背内侧核返回到额叶联合区	将前扣带回皮层和内侧眶额皮层的投射传送至伏隔核（尾状核腹部），腹侧苍白球的传出从丘脑背内侧核返回至前扣带回皮层
联合投射	第一运动区 感觉运动区 运动前区	背外侧前额叶皮质 后部顶叶区	后部顶叶区 运动前区 颞下回 颞上回 前扣带回	海马 内嗅皮层 颞下回 颞上回
模型	辅助运动区 ↓ 壳核 ↓ 苍白球内侧黑质网状部 ↓ 腹外侧核	额叶眼动区 ↓ 尾状核体 ↓ 苍白球内侧黑质网状部 ↓ 腹前核背内侧核	前额叶皮质 ↓ 尾状核头 ↓ 苍白球内侧黑质网状部 ↓ 腹前核背内侧核	前扣带回皮层 ↓ 腹侧纹状体 ↓ 腹侧苍白球 ↓ 背内侧核后内侧核

从皮层投射的信息由大脑基底核进行处理后，经丘脑到达大脑皮层，形成环路（局部区域）。该环路分别按照功能形成网络，控制运动、认知、情绪和记忆等人类行为控制所需的各种功能。另外，这些环路与其他区域也形成了全范围的网络，能够同时处理各种信息。

〔基于 Alexander G E, et al：Parallel organization of functionally segregated circuits linking basal ganglia and cortex. Annual Review of Neuroscience 9：357–381，1986；Alexander GE, et al：Functional architecture of basal ganglia circuits：neural substrates of parallel processing. TINS, Vol. 13（7）：266–271，1990 制作〕

2. 大脑基底核的结构

❶ 大脑基底核（图 5-1）

大脑基底核是位于皮质下深部的神经核的集合体，由**纹状体**（**尾状核和壳核**的总称）、**苍白球**、**黑质**、**丘脑底核**构成。

从大脑皮层和大脑边缘系统接收到的信息通过纹状体汇集、统合，然后发送到苍白球内侧、黑质网状部。苍白球内侧、黑质网状部的功能是，作为**传出核**将该信息投射至丘脑和脑干神经核等的相关区域。黑质致密部和丘脑底核作为修饰信息传出的**调节核**发挥作用[1]。

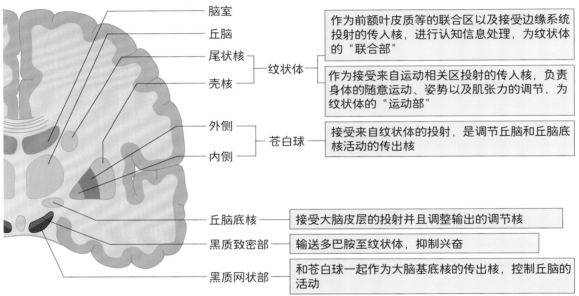

图 5-1　大脑基底核的结构和功能

❷ 通过大脑基底核收集和整合信息

作为传入核的纹状体神经元，约90%是**投射神经元**。它们具有长的树状突起，并具有很多介导神经元等**内在性神经元**（图5-2）。所有长的树状突起都以**重叠**的方式汇聚在一起，这是为了在神经元之间整合信息[2-3]。

壳核接受来自高级运动区、第一运动区、感觉区等的投射，在内部构成相对应的身体部位区域。上、下肢的身体部位区域左右完全分开，躯干和唇部的区域左右重复的比例变大。由此可见，壳核内的投射纤维汇聚时，基于感觉区的信息进行运动和感觉的统合，或不进行左右分离而统合。由壳核收集的信息传送至**苍白球内侧**及**黑质网状部**，传出至丘脑及下位的神经核，然后回归投射至相关区域（图5-3）。

投射神经元：超出该神经细胞所属的特定区域，以较长的轴突进行投射的神经细胞。向不同的区域传递信息。

内在性神经元：指仅在该神经细胞所属的同一区域内，通过伸长短轴突进行信息联络的神经细胞。主要是调节神经细胞群的活动。

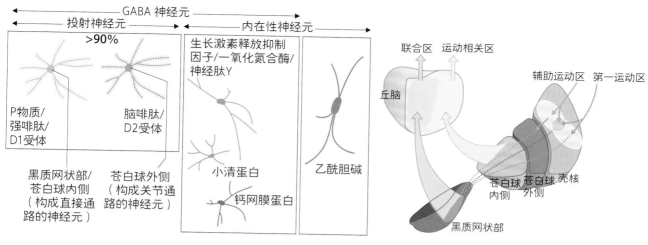

图 5-2　投射神经元的形状

图 5-3　以壳核为起点的投射神经元的通路

　　大脑基底核是进行大脑各区域功能分配（**图5-4a**）和功能统合（**图5-4b**）的接合点，也就是连接枢纽的作用。皮质损伤会导致相应的局部功能障碍（**图5-4d**），而由壳核出血等引起连接枢纽的病变（**图5-4c**），使得正常的功能统合出现障碍，从而影响大脑的大范围区域[5]。

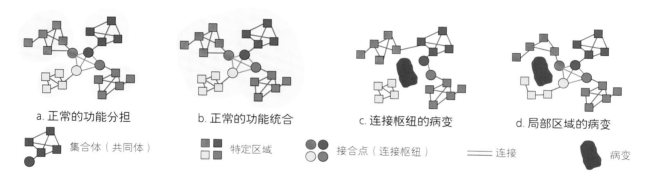

图 5-4　连接枢纽的功能和障碍

a，b. 正常的功能：通过形成局部区域和全范围的网络，使信息处理能力最大化。虽然各区域高度连接，但与不同集合体的连接是有限的。

c. 连接枢纽的病变：改变不同集合体全范围的功能统合。被切断的区域，独立于其他区域。

d. 局部区域的病变：减少网络的局部统合。

主要中枢神经系统的递质

脑内的神经细胞传出的信息通过神经突触传递给脑内的其他神经和下位神经。神经之间的信息交换需要神经递质,神经递质有兴奋性和抑制性物质,具有如下的体系。

GABA（γ–氨基丁酸）	中枢神经系统的突触递质之一,是降低神经细胞活动性的抑制性神经递质	去甲肾上腺素	从蓝斑核投射至大脑皮层、丘脑、丘脑底核、小脑、中脑、脊髓等几乎整个大脑区域,与注意、觉醒、学习有关
谷氨酸	大脑、小脑、脊髓等神经的兴奋性递质	肾上腺素	从延髓的肾上腺素能神经细胞核投射至大脑皮层、丘脑底核、海马、蓝斑核,调节循环器官和内分泌系统
乙酰胆碱	皮质运动区、大脑基底核、脊髓等的运动神经系统递质		
多巴胺	在黑质、中脑、腹侧被盖区、丘脑底核有感受器,参与肌张力的调节和认知功能	血清素（5-HT）	由脑干的中缝核产生,广泛投射至脑内,参与脑功能的整体调节

3. 大脑基底核相关的神经系统概述：
运动系统环路

❶ 大脑皮层 – 基底核环路：运动环路

运动环路是由皮质运动区–大脑基底核–丘脑构成的回归性环路（图5–5）。运动环路负责在适当的时机表现必要的运动，推进适合场景的运动，抑制不必要的运动，调节适合运动的肌张力。

在这里，我们来看看运动环路是如何表现运动的。作为大脑基底核传出部分的苍白球内侧/黑质网状部，由GABA能抑制性神经元构成。因为是在空闲（idling）状态下活动的，所以平常抑制性地控制作为投射目的地的丘脑和脑干神经元。

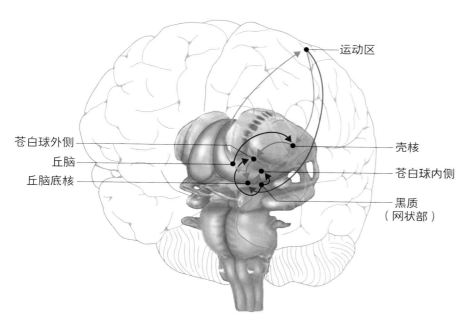

图 5–5　基底核环路的种类

※一部分作为内部环路从丘脑回归至基底核。

■运动从出现到结束的过程

在运动表现过程中，3个信号传递速度不同的通路发挥着作用（图5–5，表5–2）[6]。

接受大脑皮层投射的纹状体神经元会暂时性地抑制传出部分。其结果是产生去抑制，使作为投射目标的丘脑和其前方的大脑皮层兴奋。通过这样发生的运动就是**直接通路**。

在大脑皮层 – 基底核环路中，有超直接通路和间接通路2种起制动作用的路径。**间接通路**通过抑制活动，使运动停止，负责运动的时间和协调性；超直接通路抑制丘脑的兴奋，与运动分解力相关。特别是来自辅助运动前区的**超直接通路**，与运动的转换有关[7]。

运动的表现，首先是超直接通路抑制不必要的运动，然后是直接通路引发运动，最后是间接通路使运动停止。信号传递速度的差异本身就是控制正确运动系统的一部分。

表 5-2　基底核回路的种类

	功能	目的
直接通路	使大脑皮层的局限区域去抑制，表现出必要的运动	运动的加强
超直接通路	抑制直接通路的周边区域，抑制不必要的运动	运动的分解（分离）
间接通路	抑制活动，使出现的运动停止	运动的时间和协调性

■通过运动环路对随意运动、姿势控制、步行运动系统进行统合协调（图 5-6）

实际上，运动需要姿势的稳定，为了维持姿势，需要根据随意运动带来的影响进行控制。在这样的运动控制中，进行必要的信息交换（**聚集和统合**），并且可以处理执行的系统就是**运动环路**。

在运动环路中，由基底核环路（**内部环路**）调节的信号通过丘脑回归至皮质运动区（负责随意运动的第一运动区和负责姿势控制的高级运动区），从而调节肌张力（**外部环路**）。在运动时，接收到回归信息的运动区的传出沿锥体束下行，表现出随意运动。与此同时，来自苍白球内侧及黑质网状部的传出控制脑干脚桥被盖区的活动，并通过脑干网状结构调整与运动相适应的姿势性肌张力。当运动和步行同时进行时，与随意运动和姿势控制相关的传出通过步行诱发区控制脑干网状结构的活动，调节**中枢模式发生器**（CPG）（第8章 ➡ 184页）的驱动。

通过运动环路，根据其各自的执行情况综合处理**随意运动、姿势控制、步行运动**。也就是说，肌张力的形成是由综合因素构成的，在治疗肌张力异常时，把握这些相互作用很重要。

以"谢灵顿定律（Sherrington's law）"而闻名的查尔斯·谢林顿在100多年前曾说过："在随意运动中，姿势控制就像影子一样紧随。"正所谓"运动从姿势开始，姿势从运动开始"。

在壳核出血的病例中，经常观察到伴随肌张力异常（出现联合反应）而出现的运动麻痹。这不仅是由于锥体束损伤引起的随意运动障碍，还由于壳核出血导致运动环路出现障碍，由此可推测无法进行姿势控制所需的肌肉张力调节。这种肌张力异常阻碍了运动分解力。

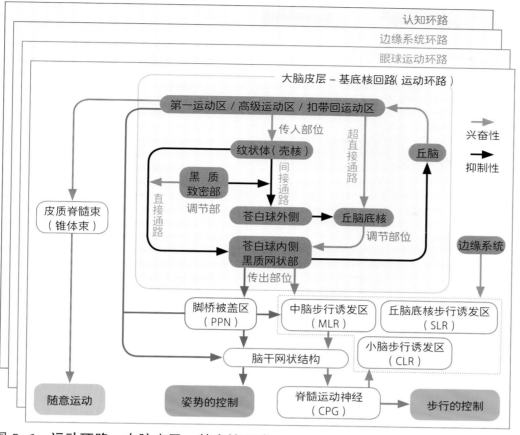

认知环路

边缘系统环路

眼球运动环路

大脑皮层 – 基底核回路(运动环路)

第一运动区 / 高级运动区 / 扣带回运动区

传入部位

超直接通路

兴奋性

抑制性

纹状体(壳核)

间接通路

黑质致密部

调节部

丘脑

直接通路

苍白球外侧

丘脑底核

调节部位

皮质脊髓束（锥体束）

苍白球内侧黑质网状部

边缘系统

传出部位

脚桥被盖区（ PPN ）

中脑步行诱发区（ MLR ）

丘脑底核步行诱发区（ SLR ）

脑干网状结构

小脑步行诱发区（ CLR ）

随意运动

姿势的控制

脊髓运动神经（ CPG ）

步行的控制

图 5-6　运动环路：大脑皮层 – 基底核环路

图中示出了运动环路模型。与此相同，各环路与相关区域形成回归回路，调节传出信息，控制行动。

知识拓展

实用性的 5 大要素

质的评价最重要的是动作观察。在动作观察的过程中，需要掌握怎样的 "质" 呢？只要从动作是否具有实用性的角度来看构成要素就能得出答案。

为了将动作作为 "正在进行的 ADL" 施行，举出了右图的 5 个要素。

这 5 个要素可以用测量的数据来代替。像这样从实用性的观点出发掌握动作观察，并将其数据化，就可以考虑以任务为导向的治疗方案。

在进行动作观察时，从实用性的观点出发大致掌握动作的同时，观察并记述其以怎样的运动模式进行动作。除了主要一看便知的特征性现象之外，通过观察该现象前后的 "时间" 流动，以及该现象的上下（关节）左右（对侧）的 "空间" 状态，确认问题点的关联性。

例如：站立中期出现膝反张 ➡ 站立初期已经形成了骨盆向后旋转！

例如：迈步期受阻 ➡ 反侧站立怎么样？

（1）安全性：可以安全地进行吗？
➡ 通过动作的自立程度，或有无跌倒病史来评价（次数、时间等）。

（2）稳定性：能否稳定地进行相同的动作步骤和动作模式？
➡ 10 次的成功率和步幅等（成功 / 次数，平均步幅和 SD 等）。

（3）持久性：能坚持多久？
➡ 连续步行距离和次数等（千米 / 时，次数）

（4）速度：能以多快的速度进行？
➡ 步行速度和完成动作所需的时间（秒，分钟等）。

（5）适应性：同样的动作在任何地方都可以进行吗？
➡ 改变场所后动作还是否相同（室外、室内、自宅内等）。

图　动作观察和实用性的 5 个要素

② 眼球运动环路（图5-7）

■具有行为选择和学习功能的眼球运动

眼球运动环路由额叶眼动区-尾状核体-苍白球内侧/黑质网状部-丘脑腹前核/背内侧核构成。由尾状核和壳核构成的**纹状体**强烈地受到中脑多巴胺神经元的投射[8]，在奖赏刺激的条件下，纹状体与眼球的控制具有密切的关系。

在以**尾状核**为中心的眼球运动系统中，想选择的行为由直接通路促进反应，不想选择的行为由间接通路限制反应。如果期待得到奖赏，眼球运动环路就会解除对上丘的持续抑制[9]，促使**快速眼动**变快。控制眼球运动，选择性地只执行必要的运动，其功能与运动环路中的基底核的作用是相同的。

●额叶眼动区环路

与眼球运动相关的神经系统除了眼球运动环路之外，还有将感觉认知处理的偏差反馈给运动命令的**额叶眼动区环路**。

额叶眼动区的**Brodmann 8区**是控制眼球运动的区域。外部情况和运动指令反映到眼球运动，在执行随意的眼球运动（随意性注视运动）的同时，反射性要素（反射性注视运动）也受到影响（**图5-8**）。

额叶眼动区受到刺激（空间的视觉传入）时，会诱发受刺激的另一侧的眼球运动[10]。

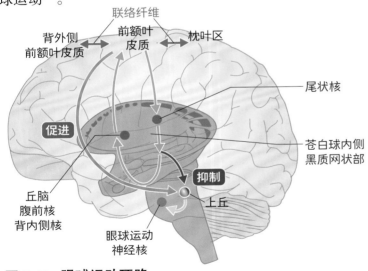

图 5-7 眼球运动环路

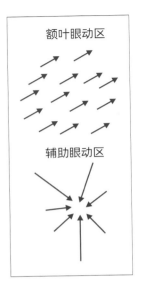

图 5-8 额叶眼动区和辅助眼动区的皮质内微刺激诱发的眼球运动

箭头的起点和终点分别表示刺激前后的视线位置。在额叶眼动区刺激中诱发了一定矢量成分的眼球运动，在辅助眼动区刺激中诱发某些特定的视线聚集并到达的眼球运动。

〔蔵田潔：第 21 章 大脑皮質の機能局在. 本間研一（監修）: 標準生理学. 第 9版, p468, 2019, 医学書院〕

知识拓展

快速眼动（saccade）

为了获取各种视觉信息，快速眼动受到皮质水平的控制。在期待奖赏的情况下，尾状核会被激活，快速眼动更容易做出反应。捕捉到目标后，控制多余的眼球运动。像这样，奖赏刺激会成为行为选择、运动执行乃至强化学习的因素[9]。

上丘的快速眼动神经元的轴突不仅投射到脑干的快速眼动发生结构，还通过脑干网状结构直接连接颈部的运动系统。这样的神经回路使眼球–颈部的协调运动成为可能。

例如，如果右侧的额叶眼动区遭到损伤，对来自左侧的视觉传入的反应性就会下降，患者会盯着右侧，头部转向右侧[11]。

额叶眼动区的下方称为**辅助眼动区**，具有将视线聚集到特定位置，起到视觉传入中必要的坐标系的作用（**图5-8**）。

如上所述，额叶眼动区回路在控制眼球运动的同时，还具有强调注意视野特定区域的作用[12]。

■认知功能的作用

眼球运动环路和额叶眼动区回路这2个神经系统在上丘统合在一起[13]，接受背外侧前额叶皮质和视觉皮质的传入，参与行为控制和视觉信息处理。

也就是说，其不仅能引起眼球运动，还与注意功能有着密切的关系[14]，与眼球运动参与的行为控制和学习密切相关。由此可见，眼球运动环路既是"运动系统"，同时也起到了"认知系统"的作用。

■眼球运动障碍的评价与区别

眼球运动的一侧性障碍导致眼球和头部难以转向非损伤侧。眼球运动障碍的程度如图5-9所示，将头部固定，仅用眼睛追寻目标的作业（**追视**）进行评价。在眼球运动障碍的情况下，在向非损伤侧追视时，眼球从中途开始就会追赶不上，而通过颈部的旋转来代偿。

眼球运动障碍导致一侧的视觉信息量受到限制，这成为**注意力障碍**和**偏侧空间忽视**的根本原因（**图5-10**）。另外，眼球运动障碍是ADL场景中麻痹侧上肢管理不足和**躯体失认**的原因之一，有时与**单侧运动性低下**[15]相混淆。单侧运动性低下是指整个麻痹侧部位的运动性低下。虽然很难严格区别，但通过掌握眼球运动特有的问题，可以选择更准确的干预措施。

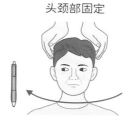

头颈部固定

图 5-9　追视测试

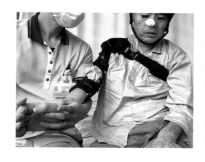

图 5-10　眼球运动障碍的康复策略

虽然要求将视线转向麻痹侧，但由于没有伴随向右的眼球运动，所以无法捕捉目标。

在这种情况下，与其选择只关注麻痹侧的认知作业，还不如选择刺激麻痹侧上肢并促使注视、诱发眼球运动的作业。

运动麻痹

感觉障碍

意识障碍

共济失调

肌张力异常

失认症、失用症　偏侧空间忽视

注意力障碍　执行功能障碍

姿势异常

步行障碍

精神、智力障碍

4. 观察大脑基底核脑影像的方法

大脑基底核位于侧脑室的下方少许，与丘脑的水平层面大致相同（图 5-11）。

1 室间孔 – 松果体水平

在这个水平上，连接侧脑室与第三脑室的室间孔相当于一个地标。在 CT 影像中，中央部位钙化的松果体稍微可见白点。75% 以上的健康成人可以观察到钙化[16]。

在这个水平上，可以观察到大脑基底核和丘脑背侧。对于内囊，可以辨别前肢、膝部、后肢。另外，丘脑、尾状核、壳核等的皮质下神经核比较容易辨别[16]。

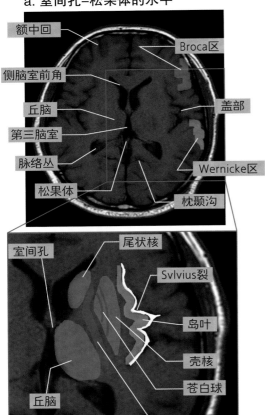

a. 室间孔–松果体的水平

b. a 的放大图

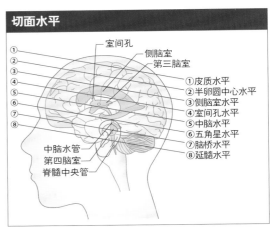

切面水平

室间孔
侧脑室
第三脑室
①皮质水平
②半卵圆中心水平
③侧脑室水平
④室间孔水平
⑤中脑水平
⑥五角星水平
⑦脑桥水平
⑧延髓水平
中脑水管
第四脑室
脊髓中央管

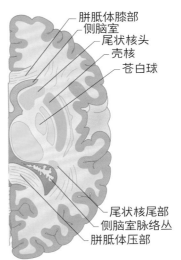

c. 水平面的示意图

胼胝体膝部
侧脑室
尾状核头
壳核
苍白球
尾状核尾部
侧脑室脉络丛
胼胝体压部

图 5-11　室间孔 – 松果体的水平面

运动麻痹

感觉障碍

意识障碍

共济失调

肌张力异常

失认症、失用症

偏侧空间忽视

注意力障碍 执行功能障碍

姿势异常

步行障碍

精神、智力障碍

❷ 在乳头体水平的冠状面（额状面）（图5-12）

如果在冠状面上观察，能很好地观察到从皮质以放射状下行且通过内囊的皮质脊髓束的通路。

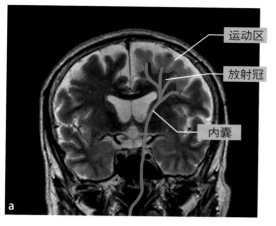

图 5-12　乳头体水平的冠状面

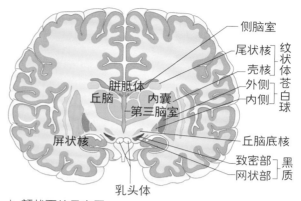

b. 额状面的示意图

知识拓展

数量评价和质量评价

所谓数量评价，是指用客观的尺度和标准衡量"数据"。

所谓质量评价，是指主观和观察等的"性质"。

仅凭数据无法显示人的活动。如果再加上主观因素，几乎不可能用数据表示。那个体是什么样的感觉？稍纵即逝的时间是什么样的？

相反地，只靠数量评价不能客观地看待问题，也很难追随时间进行变化。对于性质，不同人的感受方法是不同的，其具有什么样的意义，会有多大程度的差异和变化，应该用数据化的尺度来衡量。否则，就无法保证所谓的重复性，也不能称之为评价。

在临床评价中：①客观地把握问题点（数量评价）；②明确提取对象的特征（质量评价）。从这2个方面确定评价整体。

数量评价	质量评价
客观的"尺度"或"标准"	现象、性质、主观等

即使是作为数量评价的功能评价（MMT等），也同时重视其如何发生，即质量评价

图　数量评价与质量评价

5. 病例中常见的系统障碍和康复策略

■肌张力调节障碍的典型临床表现

"由于肌张力增高，出现马蹄内翻足和屈曲共同运动模式。"

"站立时躯干前倾，小腿三头肌的肌张力亢进。"

"在快速运动或用力时，会因用力过度而动弹不得。"

大脑基底核（特别是壳核）损伤引起的典型症状是痉挛。**痉挛**是在随意运动或姿势控制时，不能调节必要的肌张力而产生的现象。另外，由于姿势控制系统的障碍，抗重力性的肌张力受到损伤，通过代偿姿势或随意的方式维持姿势，所以肌张力会出现亢进。前提是这与运动环路的特性有关。

运动环路与随意运动系统和姿势控制系统有着密切的关系。大脑基底核的肌张力调节系统协调着运动的输出、时间和分解力。在这里，随意运动和姿势控制通过各个系统同时调整必需的肌张力，因此有必要从相互作用的角度理解随意运动与姿势控制。

如果运动环路发生障碍，会出现以下情况：

（1）大脑基底核的抑制性传出低下导致输出部分过度活动。

（2）与此并发的运动分解力障碍。

（3）与姿势、步行等同时并行的活动相适应的肌张力调节机制受损。

通过非麻痹侧的强力肌肉收缩提高紧张程度（**联合反应**），姿势水平一旦提高就会造成痉挛（**姿势性肌张力**）增强。另外，由于受上位中枢控制的红核发挥代偿性作用（抑制解除），易于变成原始的**屈肌优势模式**（详细内容见第2章 ➡51页）。

关于肌张力的探讨，需要解读"为什么会出现肌张力"。

联合反应：由上位中枢障碍引起的阳性症状之一，由于过度运动而诱发麻痹侧不随意的肌张力增高。

病例1 壳核出血表现为伴有痉挛的随意运动障碍的病例

■临床观察（发病24d）

基本信息 50多岁，女性。

诊断名称 左壳核出血。

障碍名称 右偏瘫（痉挛）。

现病史 工作时失去意识而送医急救，当天接受开颅血肿清除术。发病23d后，以康复为目的转至本院。

主要症状 因痉挛并发运动麻痹，出现**踝阵挛**，产生膝反张和马蹄内翻足，矫形器的安装也很困难。

踝阵挛：由于肌肉的牵张刺激而产生的不随意肌的节奏性收缩。锥体束障碍引起的腱反射亢进是其原因。

运动功能

- BRS：Ⅴ－Ⅳ－Ⅳ。
- 感觉障碍：轻度麻痹。
- 肌张力：躯干腹部、髋关节周围肌处于低张力状态，足底屈肌和上肢屈肌的肌张力亢进。干预最初，由于壳核损伤而出现肌张力异常，仅足尖接触地板就出现踝阵挛。
- BBS：49 分 /56 分（OLS：10s/1s）。
- 关节活动度检查：足关节背屈，麻痹侧 –5°/ 非麻痹侧 10°。

　　非麻痹侧常处于紧张状态，运动笨拙，**被动抵抗**具有铅管样硬度。

认知功能

- MMSE：30/30 分。
- FAB：16/18（减分项/相似性 –1，语言的流畅性 –1）。

　　最初出现了觉醒下降的症状，但在一般的作业和行为上没有出现认知上的问题。症状逐渐减轻，在发病3个月后消失。

ADL

- FIM：运动项 47 分 /91 分。

　　伴有**claw toe**的马蹄足，因站立支撑困难，负重时出现骨盆后突和膝反张。在步行场景中，使用足踝矫形器和四点拐杖，但由于矫形器内加强了内翻，所以麻痹侧不能负重。虽然可以在非麻痹侧占优势的情况下部分转动，但由于躯干伸展，迈步时也需要一些协助，因此主要的移动工具是轮椅。

> **被动抵抗**：通过外力移动关节时感受到的肌阻力来评估肌张力的方法。MAS（Modified Ashworth Scale）将肌张力分为 5 个阶段。

> **claw toe**：鹰爪趾或钩爪趾。在骨科领域指的是畸形，但在脑卒中领域有时指的是痉挛引起趾的屈曲位，是影响站立位平衡和步行的因素。

■影像观察（图 5-13）

　　左侧的壳核几乎在整个区域都可以看到出血。一部分只侵入内囊，但没有累及放射冠和尾状核等其他区域。

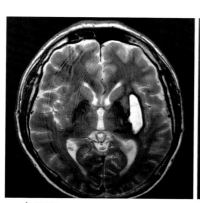

a. 水平面

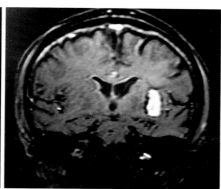

b. 冠状面

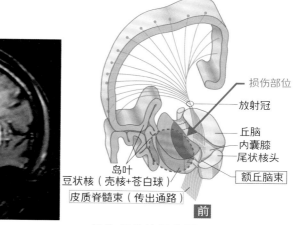

c. 损伤部位的示意图

图 5-13　病例 1 的 MRI 影像和损伤部位

运动麻痹

感觉障碍

意识障碍

共济失调

肌张力异常

失认症、失用症

偏侧空间忽视

注意力障碍执行功能障碍

姿势异常

步行障碍

精神、智力障碍

■系统障碍

壳核出血阻断了从高级运动区到大脑基底核的传入通路，导致以**姿势性肌张力为主的姿势控制系统**发生障碍。而且因轻微受损的锥体束障碍引起随意运动障碍，再加上运动环路内的**超直接通路**、**间接通路**受到损伤，导致不能抑制肌张力，造成了分离运动障碍。

尾状核和内囊前肢没有损伤，可以预测不会出现认知问题。

需要强调的是，由于姿势性肌张力的调节机制损坏，仰卧位时躯干和骨盆带的肌张力低下，相反，站位时出现背肌群和底屈肌的痉挛，导致过度"站立"（膝关节过伸）。

同样地，帕金森病中看到的"冻结步态"，无法关闭维持站立位的肌张力，影响步态。

■康复策略

主要问题是站立步行时麻痹侧的**马蹄内翻足**以及伴有**膝反张**的支撑功能低下。由于肌张力控制系统损坏，选择依赖四肢远端肌的平衡方法，表现为底屈肌的痉挛。另外，由于存在关节活动度减少和肌张力异常等功能障碍，因此在寻求改善这些障碍的同时，要求矫正依赖末梢的平衡方略。并且不仅是在静态的场景中，在动态的场景中也应用平衡方略的动作作业，旨在改善步行能力。

●从肌张力控制的特性考虑：对随意运动系统的干预

随意活动麻痹侧的上下肢，会提高远端肌的张力，并有根据共同运动模式加强痉挛的倾向，运动经常是定型的。于是，按照以下步骤进行：

（1）徒手降低因习惯性升高的四肢紧张。

（2）一边注意不要让远端肌高度紧张，一边促进分段的运动。

（3）运动结束时一定要"重置"肌张力，促进运动张弛有度。

●从肌张力控制的特性考虑：对姿势控制系统的干预

由于姿势控制系统的损伤，姿势控制肌肉会出现肌张力低下。同时，在基底核损伤中，代偿策略有加强偏向于一侧的肌肉（背肌群等）痉挛的倾向。这种固定的代偿策略造成肌张力失调，受交互神经支配的影响，会使痉挛更强，紧张度更低。另外，由于系统障碍，可以观察到姿势控制的"反应迟缓"。在本病例中，站位下底屈肌的肌张力亢进，如果使其负重，则肌张力就不能很好地维持，下肢会逐渐屈曲，无法支撑自重。

在干预过程中，不仅要观察有无反应，还要观察"以多长时间和多大强度'出现'姿势反应"，以反应表现出的速度进行姿势变换和持续性维持姿势的作业。在更动态的场景中，由于采用了依赖底屈肌的代偿策略，因此选择膝立位或单膝立位等作业，通过躯干和髋关节控制姿势（图**5-14**）。通过摆脱过度的足部策略，减轻底屈肌痉挛。

运动麻痹

感觉障碍

意识障碍

共济失调

肌张力异常

失认症·失用症 偏侧空间忽视

注意力障碍 执行功能障碍

姿势异常

步行障碍

精神、智力障碍

● 从肌张力控制的特性考虑：对左右统一和非麻痹侧影响的干预

对于维持姿势的作业，从麻痹侧和非麻痹侧2个方面掌握是很重要的。姿势控制系统在大脑基底核进行左右侧整合的基础上，通过网状脊髓束控制两侧。因此，障碍程度越严重，非麻痹侧越会出现症状。非麻痹侧的过度性或自由度的低下，引起麻痹侧的联合反应，结果麻痹侧的操作性丧失。

在干预方面，采用稳定姿势（仰卧位等）下的自动辅助运动，解除非麻痹侧的过度固定。另外，在进行麻痹侧的随意运动时，为避免非麻痹侧过度固定，在追求躯干稳定性的同时确保非麻痹侧的自由度。

● 痉挛处理：掌握肌功能障碍

痉挛定义为在随着肌腱痉挛出现的肌张力中，以速度依赖性增加为特征的感觉运动系统障碍，起因于牵张反射的高反应性[17]。**牵张反射**是指通过快速活动关节而诱发肌纺锤体牵张，其依赖于速度的反射（**速度依赖性**）。另外，由于强烈的运动负荷，**痉挛**具有提高肌张力的性质，引起联合反应这样的阳性反应，是一种强度依赖的反应（**强度依赖性**）。因此，在进行运动作业时，需以不出现痉挛的速度和强度的程度设定任务，逐渐提高水平。

另外，影响因素包括2次肌功能障碍。在本病例中，由于关节的可活动性和肌肉的黏弹性下降，伸展时产生阻力，因此仅对足底的感觉刺激就会出现小腿三头肌的阵挛。在治疗时，增加肌力检查和关节活动度检查（ROM检查），在确认肌肉的**黏弹性**（stiffness）状态的基础上，通过物理疗法和徒手疗法等逐渐改善可移动性，通过随意运动产生的肌感觉反馈调整肌肉状态（**图5-15**）。

进行这样动态的躯干维持作业，利用前庭系统和躯体感觉等感觉信息，促进系统的正常化。

● 活用模式发生器

步行是高度系统化的动作之一。步行时一定的感觉输入（足底刺激和肌肉牵张刺激）和节律，可调节步行所需的肌张力，也可给予脱离固定的肌张力模式的提示。

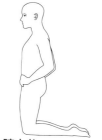

a. 膝立位

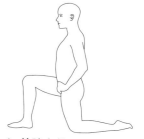

b. 单膝立位

图5-14 不依赖底屈肌的姿势水平

暂且排除经常使用的足部策略，通过重点训练髋关节策略，调整平衡策略。

不过需要注意的是，如果能够应对动态作业的固定姿势控制系统无法发挥作用，就可能有更高张力的风险。

但是，需要注意，一旦能够应对动态作业的固定姿势控制系统不起作用，就会有进一步增加紧张的风险。

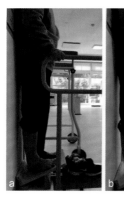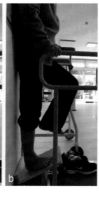

图 5-15 调整小腿三头肌的肌肉状态

如果依赖足部策略，容易使小腿三头肌的肌张力亢进，有时会导致活动度受限。

a.通过站立台持续伸展小腿三头肌，既简便又有效。

b.进一步抑制小腿三头肌，同时施加迈步步伐（stepping）等干扰。这时，使用墙壁等提高正中指向性，效果会更好。

■病程

发病后，由于脑部大范围损伤，出现了觉醒度较低的状态，在注意全身状态管理的同时及时起床，确保白天的活动量。随着姿势水平或运动强度增加，觉醒度低下和注意力障碍等症状都有所改善。

由于避免了出血带来的致命性损伤，阵挛逐渐消失，随着随意性出现，痉挛也减轻了。

随着肌张力控制的改善，出现了随意运动，通过随意运动的促通，异常肌张力进一步得到改善。

发病5个月后从恢复期康复病院出院。出院时，利用油压制动型足踝矫形器和T形拐杖，患者已经能够独立在室外行走和上下楼梯。

之后在门诊继续康复治疗。提高了足关节的随意性，发病后8个月可使用运动用的支撑器具行走，发病后10个月患者可在室外完全自主行走，还可乘坐电车。

知识拓展

矛盾性运动（kinesie paradoxale）

如果大脑基底核受到损害，会出现步行障碍。典型的例子就是帕金森病中常见的矛盾步行。

由于缺乏多巴胺，丘脑得不到抑制，经常处于兴奋状态，导致环路调节失常，肌张力在很高的状态下被固定化。也就是说，"开始步行"的"不能停止"的状态。

对于矛盾步行，利用运动前区的"外发的运动表现"作用于网状结构。这样，虽然能够"开始走"了，但是却"停不下来"。

此外，自行车等"步行以外的运动作业"也能出人意料地顺利进行。之所以没有必要站立，可以认为是由于没有使用受损的发生器。即使步行无法促进的动作，也有可能通过步行以外的动作来促进。避开成为阻碍因素的抗重力作业，通过改善肌力和活动性等输出，改善异常的反馈，将步行提升到容易的状态。

病例2 壳核出血后伴有一侧眼球运动障碍的左偏侧空间忽视的病例

■临床观察（入院第52d）

基本信息 70多岁，男性。

诊断名称 右壳核出血。

障碍名称 左偏瘫。

现病史 劳动中出现左偏瘫，被紧急送至医院，诊断为右壳核出血。确认血肿有扩大倾向(最大直径50 mm左右)，当天接受紧急的开颅血肿清除术。术后51d入住本院恢复期病房。

主要症状 头颈部偏位引起的不良姿势，伴随肌张力异常和非麻痹侧占优势的动作模式。

运动功能

· BRS：Ⅲ－Ⅰ－Ⅲ。

· 感觉障碍：浅表中等程度麻痹，深部重度麻痹。

· 肌张力（MAS）：肱二头肌、手指屈肌、腘绳肌、小腿三头肌均为1+，也伴随腱反射亢进，痉挛的风险增高。

ADL

虽然没有达到 Pushing（SCP 0 分），但出现左偏侧空间忽视（CBS 观察评分为 20 分），空间性注意很难主动转向左侧，向左的眼球运动也有障碍。另外，颈部经常向右旋转，稍向左侧弯曲。

· FIM：总分56分（运动34分）。需要全方面的护理协助。

认知功能

· MMSE：22分。

· TMT：无法执行（探索）的水平。

· 空间性注意：能动地向左转向困难，特别是向左的眼球运动障碍。另外，颈部经常向右旋转，稍向左侧弯曲。SVV 为在非麻痹侧（右）2°~5°的范围内倾斜（bucket 法），通过镜子等视觉反馈指示体轴的正中线，躯干颈部向左弯曲，使得麻痹侧下肢的支撑变得困难（**图 5-16**）[19]。由于这种不平衡的姿势，非麻痹侧会出现固定的过度活动，即使没能达到Pushing（SCP 0 分），也会陷入非麻痹侧占优势的动作模式。

CBS：Catherine Bergego scale。该量表由符合ADL的10个项目组成，是一种简便且有用的量表，可评价通过观察得到的患者的忽视行为。评分为 0（无症状）~3（重度忽视），通过观察评价和自我评价的得分比较，可以对忽视行为和病态失认进行评价[18]。

SVV：subjective visual vertical，主观的视觉垂直轴。

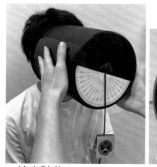

a. 检查肢位

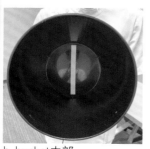

b. bucket内部

图 5-16 bucket 法

这是一种简便的评估法，根据桶内外画出的垂直直线与自己观察时的倾斜程度评价 SVV 是否异常。

检查者站在被检查者的正前方，顺时针 / 逆时针旋转水桶。被检者感觉到桶中的线是垂直的时候回答。实施 10次，算出平均值。通常垂直误差小于 ±3°。

■影像观察（图 5-17）

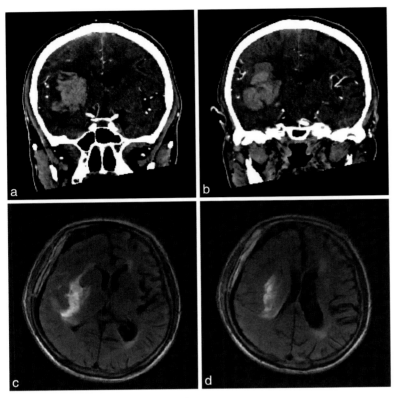

图 5-17　病例 2 的 MRI 影像

a，b：发病后的冠状面；c，d：血肿清除术后的水平面

由于右壳核出血，血肿主要从额叶额下回下白质到顶叶顶下小叶（缘上回）扩散。血肿导致大脑基底核–放射冠水平的脑白质在矢状面上出现撕裂状损伤。

■系统障碍（图 5-18）

加上出血引起的右壳核损伤，怀疑连接额中下回至顶下小叶的**上纵束第2支**（SLFII）出现损伤。上纵束第2支，也是关于空间性注意的神经网络[1]，由于这个网络的损伤出现偏侧空间忽视。顶叶的血肿发展比较轻微，虽然不至于达到严重的姿势定位障碍（Pushing），但有可能因空间性注意障碍而产生异常姿势。另外，失认引起的异常姿势有可能会助长壳核损伤引起的肌张力异常，需要注意姿势和肌张力的关系。血肿靠近背外侧前额叶皮质下方，可能由前额叶皮质和大脑基底核（尾状核）的网络构成的认知环路受损而引起**额叶症状**。同时，出现额叶前皮质（8区）下的出血，也需要注意是否有眼球运动障碍。

SLF：superior longitudinal fasci- cle。

额叶症状：由于额叶受损而引起的症状总称。可见注意力障碍、去抑制、结构障碍、强制抓握、持续重复等。

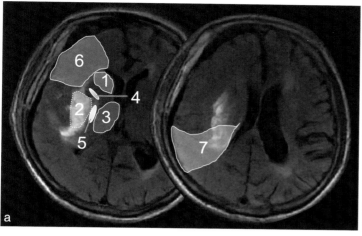
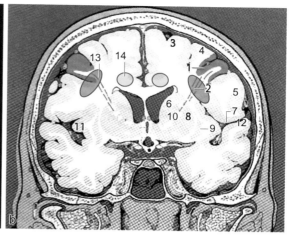

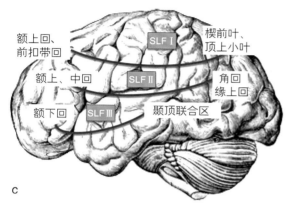

图 5-18　脑影像与解剖图的对照

a.MRI影像结构对照。1：尾状核头；2：壳核（出血痕迹）；3：丘脑；
　4：内囊前肢（额桥束）；5：内囊后肢（皮质脊髓束）；6：背
　外侧前额叶皮质区域；7：缘上回。

b.1：额叶眼动区；2：离皮层纤维；3：额上回；4：额中回；5：
　额下回；6：尾状核头；7：Svlvius裂；8：壳核；9：屏状核；
　10：内囊前肢；11：岛叶；12：颞上回；13：上纵束；14：扣带束。

c.上纵束的走行。

〔b 改变自 Lanfermann H, 他（原著）, 真柳佳昭, 他（訳）：
脑の機能解剖と画像診断, 第2版. p441, 医学書院, 2018〕

■康复策略

加上出血引起的右壳核损伤，疑似上纵束第2支（SLFII）损伤，对于
偏侧空间忽视需要尽早应对。虽然顶叶的血肿进展比较轻微，但也确认了
额叶眼动区（8区）下的损伤，因此空间性注意障碍引起的异常姿势有可
能助长**肌张力异常**。虽然分离运动比较良好，但在站立和步行的场景时，
出现合并有麻痹侧联合反应的屈肌痉挛、马蹄内翻足和肩胛带后退（**图
5-19**）。

注意姿势和肌张力的关系，经常实施伴有空间信息和注意力刺激的运
动作业。针对眼球运动障碍，也引入了自主训练，促进了本人对空间认知
的觉醒以及规避危险的行动学习。

●探讨认知功能对肌张力的影响

出现了**结构障碍**，特别是对立体物体的认知困难（**图5-20**）。因
此，在ADL的各种场景（例如穿脱鞋等）中需要过度用力，这时也能看到
增强**联合反应**的倾向。

在恢复期，由于担心麻痹侧的痉挛恶化，以及异常肌张力引起的随意
性低下，要求动作指导和安全管理比入院初期更彻底，以及根据结果的反
馈进行自我认知。

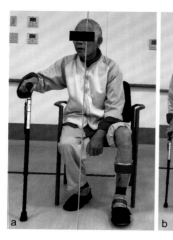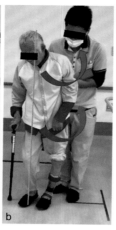

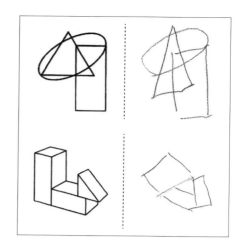

图 5-19　恢复期入住康复病房初期的姿势及步行特点

a.伴随左偏侧空间忽视出现正中轴向右偏位，颈部总是右旋且稍微屈向左侧。照片中麻痹侧下肢的足底接触地面，但 ADL 多采取伴有麻痹侧髋关节外旋的足部内翻位。

b.眼球运动向左的运动性显著下降，由于经常向右转，导致出现麻痹侧上下肢的后退，加剧了屈肌痉挛。

图 5-20　图形临摹

虽然平面结构临摹比较好，但立体结构却明显困难。

[作业的图形转载自中岛惠子：家庭でできる脳のリハビリ「注意障害」編─理解できる高次脳機能障害. ゴマブックス, 2002]

●姿势策略的分析和调整

　　过度的代偿策略会阻碍原本姿势控制系统的活动和恢复。因此，需结合维持姿势的代偿策略进行评估。例如，在出现四肢近端肌和躯干肌张力低下的情况下，减弱**髋关节策略**，身体保持在抗重力位就会变得困难。这时，为了防止重心越出前方，可以通过足部策略加强代偿策略。虽然这确实是一种方法，但如果依赖这种方法，不仅无法赋活姿势控制系统，还会增加痉挛引起**马蹄足**的风险（**图5-21**）。通过自动运动提高髋关节周围肌肉的输出力，在下肢负重下，通过髋关节策略促使重心制动。

●促进调节肌张力的知觉利用

　　肌张力调节系统基本上是根据姿势和末梢的感觉信息进行调整。由此可见，所谓的系统障碍，换句话说，就是不能很好地利用信息的状态。

　　因此，要活用姿势维持所需的信息，同时诱发反应。特别是倾斜和垂直轴的知觉，成为姿势反应的基本信息。例如Karnath等人推荐以下步骤（**表5-3**）。

> 需要注意的点是，系统障碍可能会导致"反应（肌肉收缩）延迟"。不仅要观察有无反应，还要充分等待"以多长时间和多大强度'出现'姿势反应"。

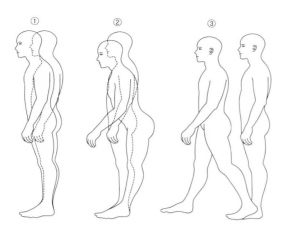

图 5-21　保持姿势的 3 种策略
①**踝部策略**；②**髋关节策略**；③**迈步策略**。由于姿势控制系统的障碍，姿势性肌张力减弱时，减少髋关节策略，作为代偿策略多使用踝部策略，这是导致足底屈肌出现痉挛的原因。

表 5-3　对姿势控制障碍有效的干预计划

（1）感知身体的正中性（倾斜）和位置关系。
（2）从视觉上探索环境与身体的关系，确认患者是否直立。治疗师对身体的方向给予反馈，建议在具有门框、窗户、柱子等多种垂直构造的房间内作业。为了保持正中指向性，采用了墙壁等外部环境（参照）。
（3）为了使身体垂直，学习必要的动作。
（4）保持身体的垂直姿势。这时进行上、下肢的运动，就能对干扰刺激起到作用。

■病程和预后

空间性注意障碍，在新环境或被动性的注意作业时，会存在注意力延迟、撞到障碍物等症状（CBS观察评分：5分）。但是，SVV通过bucket法改善为不到2°，且改善了随意性（BRS：IV-III-IV，MAS：小腿三头肌2，感觉轻度至中度麻痹）。

麻痹侧的肌肉输出力大致为MMT 4级，未出现当初担心的痉挛的严重症状。

步行方面，使用四点拐杖（或扶手等）和足部接合处附有塑胶的足踝矫形器，可以维持在室内全天自立的水平（18s 23步/10m，连续步行300 m）以及室外监督水平下的自立。

认知功能：MMSE为24分，TMT A部分为107分，ADL基本达到改善自立水平（FIM合计109分）。最后根据家人的意愿，以拐杖步行的水平出院，住进了附有服务的老年公寓（注：残疾人和老年人一边过着自立生活，一边在必要时接受护理的住宅）。

运动麻痹

感觉障碍

意识障碍

共济失调

肌张力异常

失认症、失用症

偏侧空间忽视

注意力障碍执行功能障碍

姿势异常

步行障碍

精神、智力障碍

引用文献

[1] 高田昌彦：大脳皮質—線条体の神経回路. BRAIN and NERVE 64：871-879, 2014

[2] 宮地重弘：大脳皮質—大脳基底回路の構造—平行ループ回路と収束・発散回路. BRAIN and NERVE 61：351-359, 2009

[3] 藤山文乃：大脳基底核の構造—細胞構築と神経回路. BRAIN and NERVE 61：341-349, 2009

[4] Provost J S, et al：Neuroimaging studies of the striatum in cognition Part I：healthy individuals. Front Syst Neurosci 9：140, 2015

[5] 増田司：前方に拡がる被殻出血と理学療法. 理学療法ジャーナル 50：633-641, 2016

[6] Nambu A, et al：Excitatory cortical inputs to pallidal neurons via the subthalamic nucleus in the monkey. J Neurophysiol 84：289-300, 2000

[7] 南部篤：直接路・関節路・ハイパー直接路の機能. BRAIN and NERVE 61：360-372, 2009

[8] 坂上雅道, 他：線条体と前頭前野における価値の表象. BRAIN and NERVE 64：891-901, 2012

[9] 彦坂興秀：大脳皮質－基底核系による行動選択と学習機能. BRAIN and NERVE 60：799-813, 2008

[10] 本間研一（監修）：標準生理学 第8版. p 443, 医学書院, 2019

[11] 花北順哉（訳）：神経局在診断 改訂第5版. p 139, 文光堂, 2011

[12] 本間研一（監修）：標準生理学 第8版. p 444, 医学書院, 2019

[13] 坂上雅道, 他：線条体と前頭前野における価値の表象. BRAIN and NERVE 64：891-901, 2012

[14] マーク・F. ベアー, 他：ベアー コノーズ パラディーソ 神経科学—脳の探求. p 512, 西村書店, 2007

[15] Valenstein E, et al：Unilateral hypokinesia and motor extinction. Neurology 31：445-448, 1981

[16] 郭隆璨：CT スキャンによる頭蓋内石灰化（第1 報）—松果体部石灰化. Brain and Nerve 40：569-574, 1988

[17] Lance J W：Symposium. In Feldman R, et al (eds) ：Spasticity：Disordered Motor Control. pp 485-495, Chicago：Year Book Medical Pubs, 1980

[18] 大島浩子, 他：半側空間無視 (Neglect) を有する脳卒中患者の生活障害評価尺度. 日看科会誌 25-4, pp 90-95, 2005

[19] Zwergal A, et al：A bucket of static vestibular function. Neurology 72：1689-1692, 2009

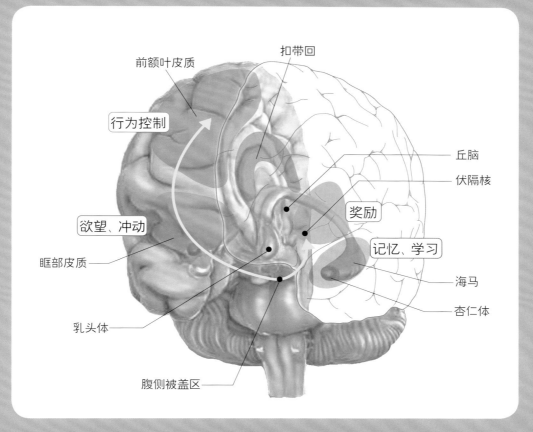

前额叶皮质
扣带回
丘脑
伏隔核
行为控制
欲望、冲动
奖励
记忆、学习
眶部皮质
海马
乳头体
杏仁体
腹侧被盖区

第6章

前额叶皮质、大脑边缘系统
相关的神经系统：认知系统环路

掌管行为和认知　大脑内网络系统的司令塔

人们为了达到某种目的而采取的动作或手段叫作"行为"。在进行行为时，会经过企图（计划）进行行为、选择手段的认知过程。这个认知过程主要在前额叶皮质和大脑边缘系统进行。

前额叶皮质控制认知、运动、感觉、情感、外部环境等经其他区域处理的信息，可以说是"最高的司令塔"。

大脑边缘系统控制着基于欲望和生理反应的行为，是行为选择的基础，也与行为的固定（强化学习）密切相关。

在行为表达时，经这些区域处理的信息被传送到运动相关区，与身体状况和感觉信息相整合。该回归环路是由前额叶皮质环路和边缘系统环路构成的**认知系统环路**。

1. 前额叶皮质与边缘系统相关神经系统的概述

人体为了将想法转化为行动，需要在抑制欲望的同时，对照基于经验的学习和记忆来进行判断。此时，前额叶皮质负责决定行动（**图6-1**）。

前额叶皮质接收来自外界的信息，以及接受在顶叶-颞叶-枕叶联合区经过处理的记忆、情绪等信息且以此决定行动，并和其他区域形成认知环路以帮助行为选择。认知系统环路包括以奖励为基础而决定行为的**大脑基底核神经网络**（奖励系统强化学习环路）和作为认知辅助系统的**小脑神经网络**（认知内部模型环路），参与认知的决策、储存以及学习等行为。

除了前额叶皮质环路之外，大脑边缘系统还基于情绪和生理需求等信息形成边缘系统环路，辅助行为的决定。这些过程有利于基于强化学习的行为学习。

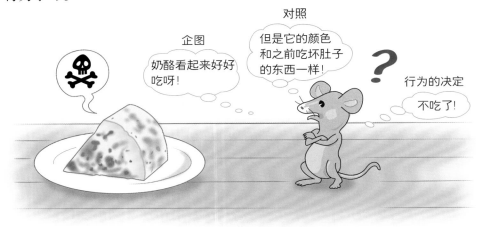

图6-1　是腐烂的奶酪还是蓝奶酪？

需要掌握的重点

☐ 由皮质、基底核神经回路组成的认知系统环路包括**前额叶皮质环路**和**边缘系统环路**。

☐ 前额叶皮质环路参与目标的决定和动作的选择，储存所决定的目标和所选择的动作的信息。

☐ 边缘系统环路负责基于情绪、奖励、快乐感觉、癖好、恐惧等生理需求的行为控制。

☐ 基于奖励系统的强化学习，部分承担着行为形成的作用。

1 前额叶皮质环路：基底核神经网络与小脑神经网络（图6-2）

基底核神经网络（→）

（狭义的前额叶皮质环路）

【涉及的部位】

· （主要）背外侧前额叶皮质
· 尾状核头
· 苍白球内侧 / 黑质网状部
· 丘脑腹前核 / 背内侧核

小脑神经网络（→）

（广义的前额叶皮质环路）

【涉及的部位】

· （主要）背外侧前额叶皮质
· 额桥束
· 脑干：脑桥核
· 小脑（第Ⅰ脚，第Ⅱ脚）
· 丘脑腹前核 / 背内侧核

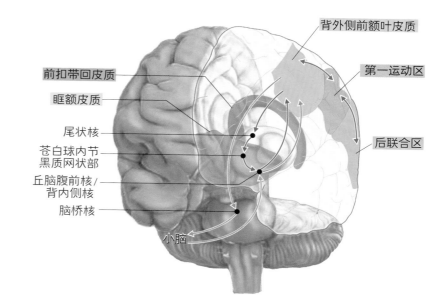

图 6-2　认知系统环路

2 边缘系统环路（图6-3）

【涉及的部位】

· 前扣带回皮质
· 伏隔核（腹侧纹状体）
· 腹侧被盖区
· 丘脑背内侧核（后内侧）
· 眶额皮质
· 杏仁体
· 海马

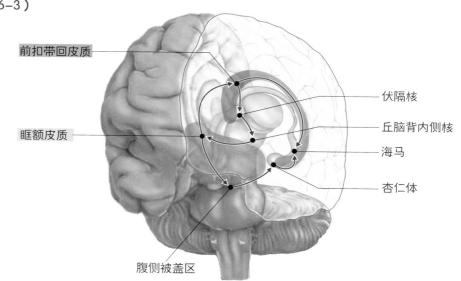

图 6-3　边缘系统环路

运动麻痹

感觉障碍

意识障碍

共济失调

肌张力异常

失认症、失用症

偏侧空间忽视

注意力障碍执行功能障碍

姿势异常

步行障碍

精神、智力障碍

2. 前额叶皮质与认知相关区域的结构

1 前额叶皮质（图6-4）

前额叶皮质是运动和思考的最高级中枢，负责**行为的选择**和执行以及**目标的决定**[1]。在这样的作用背景下，前额叶皮质通过联络纤维与各高级联合区进行联系，这些信息最终由额叶进行统合和选择，从而控制行动。

例如，**顶叶**接收空间认知（外部信息）和感觉信息（内部信息），从而调整运动；**颞叶**通过听觉信息、物体识别，以及对记忆的处理调控行为的动机；**枕叶**根据视觉信息进行情况判断和运动规划（计划制订）。之后将会介绍边缘系统接收情绪和嗜好相关的信息（**图6-5**）。

这种信息的处理与可以短期保存执行操作所需信息的**工作记忆**有关[2]。通过工作记忆对信息进行并列处理的过程，可以产生行为的选择（知识拓展 ➡ 139页）。

根据功能特性，前额叶皮质可分为以下3个区域，它们分别与联络纤维相连，或投射到大脑基底核、边缘系统并发挥作用。

运动：身体的活动
动作：由多个运动组成的一系列的举动（有顺序性）
行动：包含若干动作（包括无意识动作）
行为：有意向或意图的行动

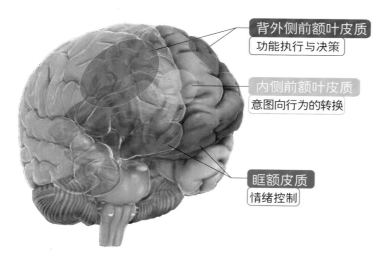

背外侧前额叶皮质
功能执行与决策

内侧前额叶皮质
意图向行为的转换

眶额皮质
情绪控制

图6-4　前额叶皮质的部位及其功能

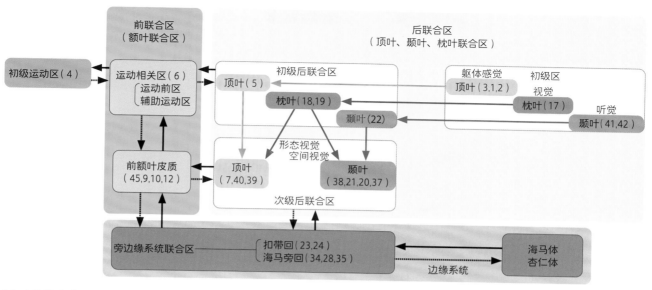

（ ）内的数字表示 Brodmann区。

图 6-5　与行为表现和控制相关的大脑皮质联合神经网络

背外侧前额叶皮质（DLPFC）

背外侧前额叶皮质作为工作记忆中枢，与信息的储存和处理等环境依赖性行为的控制有关[3]，并且调控注意的功能。左侧的DLPFC与**注意的分配性**有关，而右侧的DLPFC连接来自顶叶的联络纤维（上纵束），与**能动的注意**有关。

此处一旦发生损伤，就会出现注意的选择性与分配性低下，持续重复言语或行为，执行障碍（规划错误），且通常会导致抑郁的症状。临床表现中，经常可以观察到**说的话（语言）**和**做的事（行为）相背离**的情况。

> DLPFC：dorsolateral prefrontal cortex。

> 持续重复：perseveration，即使场合和情况发生变化，表现过的言行却反复不止的现象。

■眶额皮质（OFC）

眶额皮质承担社会性行为的选择与情绪控制的任务，也被称为**社会脑**。在尾状核与壳核的腹侧部存在很强的输入，与颞上回区域和以杏仁体为中心的脑区共同构成社会认知神经网络[4]。

这里一旦受到损伤，初见似乎没有问题，但之后会观察到对刺激有抑制解除的倾向，出现注意的持续性下降，模仿行为、多动、过度欣快、社会性缺乏。

> OFC：orbitofrontal cortex。

■内侧前额叶皮质／前扣带回（MPFC/ACC）

此处是以情绪为背景进行行为控制的区域。通过眶部和杏仁体与边缘系统联系，负责激发基于奖励和惩罚的行为动机，并调整觉醒水平。

这里一旦受到损伤，就会出现觉醒度及注意力低下（或伴随注意障碍）、寡动、无动等症状，甚至会出现无力、主动性低下的情况。

> MPFC：medial prefrontal cortex。
> ACC：anterior cingulate cortex。

运动麻痹

感觉障碍

意识障碍

共济失调

肌张力异常

失认症、失用症

偏侧空间忽视

注意力障碍执行功能障碍

姿势异常

步行障碍

精神、智力障碍

❷ 尾状核

尾状核作为大脑基底核认知系统网络的输入部分，以及认知系统环路的接合点，负责接受来自前额叶皮质和边缘系统的投射并传送到相关区域。研究表明，尤其是奖励刺激可以提高此处的神经活动，促进认知过程，加快行为的表达。

❸ 丘脑

前额叶皮质与丘脑的背内侧核相互联络。丘脑的背内侧核也接受来自边缘系统的输入，与情绪的记忆和反应性有关（**图6-6**）。

丘脑具有在各联合区之间呈放射状延伸的投射纤维——**丘脑辐射**，其中丘脑前辐射联系丘脑与额叶（**表6-1**）。

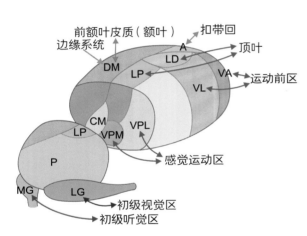

图 6-6　丘脑的输入与输出

表 6-1　丘脑辐射的分类

上丘脑辐射	通过内囊后肢连接丘脑
投射	VPL、VPM核←→感觉运动区 VL、VA核←→运动前区 LD、LP核←→顶叶
前丘脑辐射	通过内囊前肢连接丘脑
投射	DM核←→额叶 前核←→扣带回
后丘脑辐射	通过内囊后肢连接丘脑
投射	外侧膝状体←→初级视觉皮质
下丘脑辐射	通过内囊后肢连接丘脑
投射	内侧膝状体←→初级听觉皮质

❹ 内囊前肢

内囊前肢是丘脑前辐射和额桥束经过的位置，连接前额叶皮质与其他区域。

· 丘脑前辐射：连接丘脑的前核群、内侧核群与额叶皮质的纤维。

· 额桥束：连接前额叶皮质和脑桥核的投射纤维。它与小脑的认知相关区域（第Ⅰ脚、第Ⅱ脚）共同参与认知功能。

知识拓展

工作记忆

请回想一下把咖啡杯放在桌上接着阅览报纸，然后再拿起杯子喝咖啡的场景。人们会无意识地记得杯子的位置和自己放了多少咖啡等这类信息。为了顺利完成这一系列行为（工作）而产生的短期记忆，称为**工作记忆**。

Baddeley 将工作记忆定义为"在执行理解、学习、推理等认知任务时，临时储存并加工信息的系统"。其功能由背外侧前额皮质（DLPFC）和前扣带回负责[5]。

工作记忆由中央执行系统（司令塔）控制，对"看到的""听到的""一系列的流程"进行注意分配。但是，这种记忆的储存是非常短暂的，在大多数情况下，别说是意识到了，就连被利用的机会都没有。即便如此，如果没有工作记忆，行为就会变得毫无条理，且效率低下。

工作记忆可根据需要将连贯的情节记忆整合，并作为长期记忆存储。

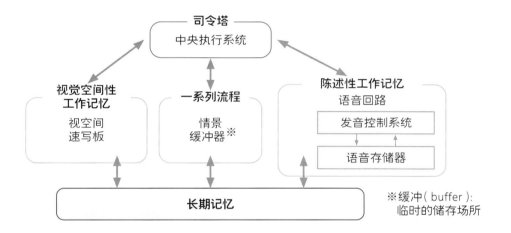

图　工作记忆

〔基于 Baddeley A：The episodic buffer：a new component of working memory？ Trends Cogn Sci 4：417-423，2000制作〕

3. 边缘系统的结构（图6-7）

边缘系统是位于大脑深处的神经核团的总称，包括边缘皮质（岛叶、扣带回皮质、海马）、皮质下的伏隔核、苍白球内侧、杏仁体、穹隆以及乳头体、下丘脑。相对于这些固有边缘系统，眶额皮质、颞回、岛叶、丘脑（前核群）、伏隔核被称为旁边缘系统，与固有边缘系统联系密切。在这里，还会介绍向边缘系统投射多巴胺能神经纤维的中脑腹侧被盖区。

边缘系统与人体的记忆、情绪、自律神经、生理反应等息息相关。

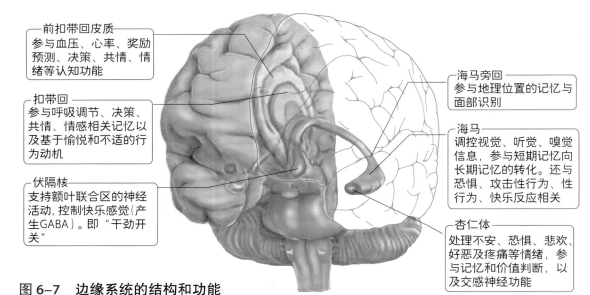

前扣带回皮质
参与血压、心率、奖励预测、决策、共情、情绪等认知功能

扣带回
参与呼吸调节、决策、共情、情感相关记忆以及基于愉悦和不适的行为动机

伏隔核
支持额叶联合区的神经活动，控制快乐感觉（产生GABA）。即"干劲开关"

海马旁回
参与地理位置的记忆与面部识别

海马
调控视觉、听觉、嗅觉信息，参与短期记忆向长期记忆的转化。还与恐惧、攻击性行为、性行为、快乐反应相关

杏仁体
处理不安、恐惧、悲欢、好恶及疼痛等情绪，参与记忆和价值判断，以及交感神经功能

图6-7　边缘系统的结构和功能

1 伏隔核（图6-7）

尾状核头与壳核在前方结合，形成伏隔核。伏隔核，有时也和嗅结节合称为腹侧纹状体。

在奖励、快乐感觉、癖好、恐惧等相关方面发挥重要的作用（知识拓展➡154页）。

2 苍白球内侧

位于苍白球的腹侧，接受伏隔核的投射，向大脑皮质的认知区域（特别是前额叶皮质）发送兴奋性的投射。

3 海马

海马作为与记忆相关的核心，与其他神经核团连接。在短期记忆向长期记忆的转化，以及记忆的回想方面不可或缺。此外，海马还与杏仁体紧密联系，可在以情绪为背景的情况下加深记忆。众所周知，在阿尔兹海默症中，会特异性地发生海马的萎缩。

➍ 腹侧被盖区（图6-8）

被盖是位于中脑被盖（背侧）的多巴胺能神经元，具有对惩罚和奖励做出反应，提高额叶和海马兴奋性的功能。特别是当得到比预期更多的奖励时，此处的反应会更加强烈。

被盖：脑干背侧区域的称呼，腹侧被盖区位于被盖腹侧的正中。被盖还包含红核和黑质。

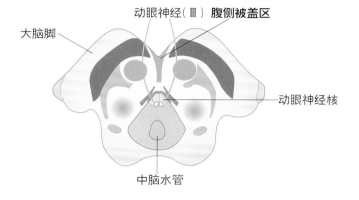

图6-8　腹侧被盖区的位置

➎ 杏仁体

杏仁体位于颞叶前内侧区域。杏仁体活跃时，人体会出现愤怒和恐惧反应（血压和心跳上升、呼吸加速、情绪亢奋），对蜷缩身体这类的逃避性行为也会产生影响。杏仁体与前额叶皮质之间有丰富的纤维进行联络，特别是前额叶皮质背外侧部分的神经活动会抑制杏仁体的活动，从而起到控制情绪的作用。

在脑损伤和抑郁症等情况下，前额叶皮质活动性低下会导致杏仁体过度活跃，让人无法控制自己的不安和焦虑感，引起情感的失控（➡ 145页）[7-8]。

知识拓展

恐惧使人退缩

从杏仁体到运动区的投射会影响运动的准确度以及紧张程度。例如，人们可以轻松地走过画在地板上的直线，但在40m高的独木桥上就容易双腿发软而走不顺畅。这是因为"掉下去会受伤"的恐惧增强了肌张力，降低了运动的自由度。

在运动障碍中，类似的由恐惧导致的身体倾斜和痉挛的情况很多。因此，营造能让患者安心行动的环境异常重要。

情绪与记忆的关系

扰动情绪的经历，给人的冲击越大便越难忘记。而且，从这样的体验中习得的行为模式，很容易固定下来。那么，为什么情绪容易和记忆联系在一起呢？

通过观察记忆回路的结构，可以了解其功能背景。首先，负责记忆的回路有 papez 环路和 yakovlev 回路 2 种。

papetz's 环路：参与情景记忆

海马 ➡ 穹隆 ➡ 乳头体 ➡ 乳头体丘脑通路 ➡ 丘脑前核 ➡ 扣带回（24 区）➡ 海马。

yakovlev 环路：参与情绪记忆

颞叶皮质前部（38 区）➡ 杏仁体 ➡ 丘脑背内侧核 ➡ 前额叶皮质 / 前部扣带回 ➡ 钩束 ➡ 颞叶皮质前部。

海马所在的 **papetz's 环路**参与储存情景相关的记忆，杏仁体所在 **yakovlev 环路**与情绪记忆有关。这 2 条回路在结构上与杏仁体和海马紧密相连，将情绪和记忆联系在一起。

扣带回通过将边缘系统的信息投射到前额叶皮质和运动区，承担运动模式和行为模式的形成[9-10]。也就是说，情绪不仅是记忆，也是行为选择的依据。与情绪回路和行为选择相关的神经系统，由于各自邻近或共享一部分区域，因此关系紧密。

如果通过区域和神经系统明确何种信息（刺激）容易作为记忆被巩固，就可以灵活运用这些信息进行康复训练。例如，yakovlev 环路中有与嗅觉相关的区域，据说气味更容易让人回想起情景和记忆。在脑损伤的例子中，左脑损伤时语言性记忆容易受损，右脑损伤时视觉性记忆容易受损[11]。根据损伤半球的不同，分别使用视觉刺激和听觉刺激的方法。在康复训练过程中，如果应用能激发"惊讶""感动""喜悦"等情绪的方法，或许能促进记忆乃至行为的巩固。

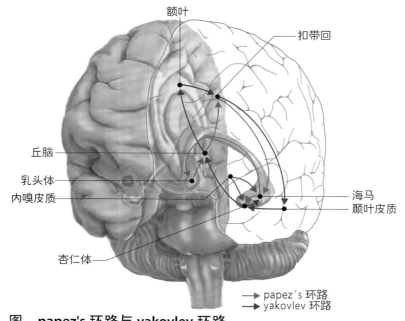

图　papez's 环路与 yakovlev 环路

4. 前额叶皮质与大脑边缘系统相关的神经系统

此节，请各位读者确认前额叶皮质环路和边缘系统环路各自的功能，并思考与行动的表现和行为的控制相关的问题。

❶ 前额叶皮质环路（图 6-9）：基底核神经网络和小脑神经网络

前额叶皮质环路包括基底核神经核网络和小脑神经网络。这2个神经网络以丘脑腹前核/背内侧核为交接点进行联络。

如果前额叶皮质环路受到损害，注意力和工作记忆等会出现问题，**行为的选择也会变得困难**。

■ 基底核神经网络（→）

基底核神经网络对来自其他区域的各种信息进行收集和综合处理。与后联合区和边缘系统相联络，收集情绪、身体情况、环境等内在和外在的信息，并对行为进行选择。

【涉及的部位】

· （主要）背外侧前额叶皮质

· 尾状核头

· 苍白球内侧 / 黑质网状部

· 丘脑腹前核 / 背内侧核

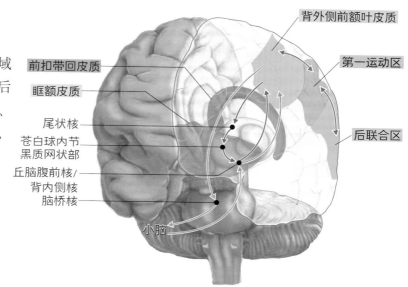

图 6-9　前额叶皮质环路

背外侧前额叶皮质
前扣带回皮质
眶额皮质
第一运动区
尾状核
苍白球内节
黑质网状部
丘脑腹前核/背内侧核
脑桥核
后联合区
小脑

■ 小脑神经网络（→）

小脑被认为可以复制反复发生的思考过程（**思考内部模型**[12]）。如果在小脑内形成了思考内部模型（复制），对于已经经历过的思考过程，就不会再占用大脑皮层的活动，而是自动地（无意识地）进行思考[13]。也就是说，得益于小脑神经网络，节约了前额叶皮质的使用内存，使得前额叶皮质能够处理更具思辨性的问题。

【涉及的部位】

· （主要）背外侧前额叶皮质

· 额桥束

· 脑干：脑桥核

· 小脑（第Ⅰ脚，第Ⅱ脚）

· 丘脑腹前核 / 背内侧核

运动麻痹
感觉障碍
意识障碍
共济失调
肌张力异常
失认症、失用症
偏侧空间忽视
注意力障碍 执行功能障碍
姿势异常
步行障碍
精神、智力障碍

2 边缘系统环路（图6-10）

【涉及的部位】
- 大脑边缘系统
- 前扣带回皮质
- 伏隔核（腹侧纹状体）
- 腹侧被盖区（苍白球内侧）
- 丘脑背内侧核（后内侧）
- 眶额皮质

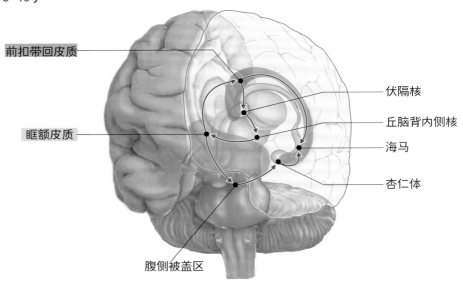

图6-10　边缘系统环路

■联系情绪或本能的信息与行为表现

边缘系统环路在决定行为的过程中处理作为基础信息的情绪、快乐感觉、恐惧等生理需求和本能。边缘系统环路与眶额皮质和其他联合区相互进行信息交流，强化前额叶皮质的控制功能，并参与行为的表现[14]。

■基于奖励系统的强化学习

边缘系统环路还与基于奖励系统的强化学习有关。在基底核神经网络中，**直接通路**与形成针对奖励的行为有关，**间接通路**与逃避惩罚的行为有关[15]。

根据奖励的多少，**苍白球内侧**的神经元活动会导致行为的变化。在对大鼠进行的一项研究表明，此处的神经活动会随着预测的奖励水平而变化，行动的速度也会与神经的活动成比例地加快。简言之，苍白球内侧的神经元活动与强化学习有关。另外，**腹侧纹状体**向第一运动区发送输入，与运动环路接合，使情绪和记忆与运动、行为模式的形成直接相关[16-17]。

3 前额叶皮质环路和边缘系统环路的相关障碍（表6-2）

这2个环路一旦受到损伤，就会导致**意愿产生的减少**，出现**抑郁倾向**，认知、学习等**高级脑功能减退**，**精神活动障碍**以及**睡眠障碍**[18]。

■卒中后抑郁（post-stroke depression，PSD）

卒中后抑郁是一种由认知系统环路损伤引起的症状。

据报道，脑卒中发生后，有51.9%的患者会出现抑郁情绪或情感淡漠，并影响ADL的恢复[19]。特别是在左脑前部病变的情况中，有很大概率会出现重度抑郁症，包括背外侧前额叶皮质、眶额皮质、基底颞极、尾状核、杏仁体、丘脑背内侧核在内的腹外侧边缘系统回路被认为与PSD的发病有关[19]。

对PSD的早期诊断，要切记以下5点[20]：

（1）急性和慢性期皆有可能发病。

（2）仔细观察患者的表情和态度（需要注意有些时候患者表面上表现得很积极）。

（3）需要特殊关注康复毫无进展和出现悲观言行的病例。

（4）在与患者产生共鸣的基础上，如果感到有不良情绪，便可以确认抑郁症状。

（5）如有可能，应对患者进行抑郁症的筛查。

表 6-2 认知系统损伤产生的典型症状

前额叶皮质环路的损伤
· 注意力障碍
· 行为的转换、持续重复
· 抑制解除
· 欲望、主动性的产生低下

边缘系统环路的损伤
· 性格的转换
· 社会性缺乏
· 学习能力的弱化
· 情绪控制问题

■抑郁状态的判断方法 [21]

虽然DSM-5和SDS等诊断标准可用于抑郁症的筛查，但有时其本身就会给患者带来痛苦。在此提供2个方便了解患者抑郁状态的问题。

（1）这1个月里，你是否经常感到心情低落、忧郁？

（2）这1个月里，你是否经常感到对任何事情都提不起兴趣，或者无法真正享受其中的乐趣？

如果有其中1项符合，就要考虑患有抑郁症的可能；2项都符合，则有87.9%的概率患有抑郁症或双相情感障碍。

知识拓展

行为控制的处理系统

近年来，在行为的控制问题上多认为存在**有模型系统**和**无模型系统** 2 种[22-23]。使用所谓的思维性、经验性构筑的内部模型是有模型系统，不使用的则是无模型系统。

有模型系统的功能由前额叶皮质执行，使用内部模型对行为做出决策。另一方面，无模型系统与基底核和中脑多巴胺系统相关，根据情绪和生理需求等做出轻率的行为选择。这 2 个系统根据实际情况，例如，模拟的结果，预测的各种不利情况，控制行为的选择。轻率的行为会受到思维的控制。

这些系统与回避危险的行为选择有关，是习得实用行为所不可缺少的。

表 有模型系统和无模型系统

有模型系统	无模型系统
前额叶皮质	大脑基底核与中脑多巴胺系统
根据外界信息和经验而习得的推论和思维所形成的内部模型，通过在实际行动之前进行模拟决定并控制适合当下环境的行为。	条件学习等反射性、短视性的行为选择。通过预测奖励和积累获得奖励的实际经验进行学习（强化学习）。

运动麻痹
感觉障碍
意识障碍
共济失调
肌张力异常
失认症、失用症
偏侧空间忽视
注意力障碍 执行功能障碍
姿势异常
步行障碍
精神、智力障碍

5. 前额叶皮质和边缘系统脑影像的观察方法

前额叶皮质（包括眶额皮质）和边缘系统区域（海马和杏仁体等）通过穹隆、扣带、终纹等联络纤维进行联通。

以MRI等断层影像为基础，将损伤层面连接并进行立体掌握是非常重要的（图6-11）。

在下面的图片中可以观察到大脑皮质的上纵束、下纵束、额枕束、钩束等联络纤维连接各皮质联合区的具体情况。另外，虽然在图中无法观察到，但有短小的联络纤维连接着相邻的脑回。

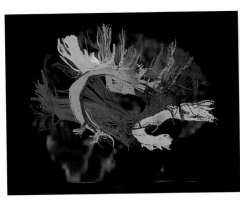 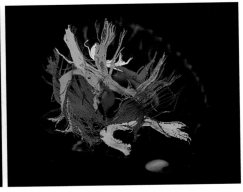

图 6-11　联络纤维的三维结构

上额枕束（橙色），上纵束（白色、桃色、青色），下额枕束（绿色），下纵束（紫色），钩束（黄色），弓状束（蓝色），扣带（红色）

〔基于阿部浩明：脑画像と各種経路の把握．吉尾雅春，ほか（編）：標準理学療法学専門分野 神経理学療法学．第2版，p50，2018，医学書院 制作〕

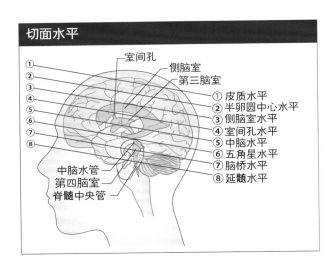

1 皮质水平 – 半卵圆中心水平（图6-12，图6-13）

前额叶皮质范围很广，包括Brodmann 8、9、10、11、12、44、45、46、47区。按照其功能特性大致可以分为3个区域。

前额叶皮质的背外侧区域（DLPFC）指的是以额中回为中心的前额叶皮质的外侧区域（9、10、46区），从皮质水平到室间孔水平都可以观察到（**图6-12**）。

内侧区域（MPFC）指的是额上回附近与中央纵裂接触的内侧面，在半卵圆中心水平—侧脑室水平可以观察到。

在半卵圆中心水平的下方，侧脑室到前方的区域是**前扣带回**（33区），扣带沟的前方为**前额叶皮质**。另外，在侧脑室（八字形）的正上方，**扣带回**（24区）向前后扩展。

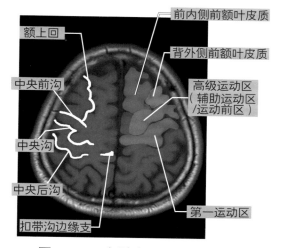

图6-12 皮质水平

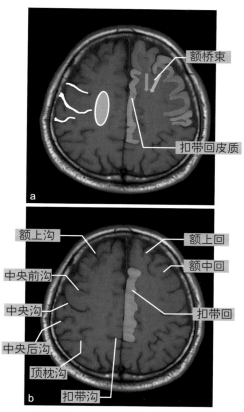

图6-13 半卵圆中心水平

运动麻痹 感觉障碍 意识障碍 共济失调 肌张力异常 失认症、失用症 偏侧空间忽视 注意力障碍 执行功能障碍 姿势异常 步行障碍 精神、智力障碍

2 中脑水平（图6-14）

在中脑水平，皮质中在邻近脑底部的眶部的直回和眶回处（11、12、13区），可以观察到**眶额皮质**（**OFC**），边缘系统中，可以观察到**下丘脑**和**乳头体**。**中脑腹侧被盖区**也位于这一水平面。

3 五角星水平（图6-15）

在此水平，大脑脚位于脑室腔的后方，呈现星形（五角星）。在此处的前方可以看到位于眼球正上方脑底部的**眶额皮质**。

在大脑底部附近的中脑两侧可以看到**海马**，其上方是**杏仁体**。

4 冠状面：脑下垂体水平（图6-16）

在冠状面的脑下垂体水平可以观察到**杏仁体**，在更靠后的剖面中可以观察到**海马**。

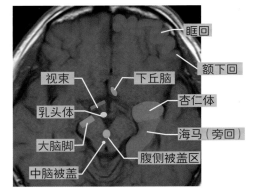

图 6-14　中脑水平

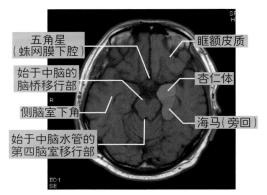

图 6-15　五角星水平

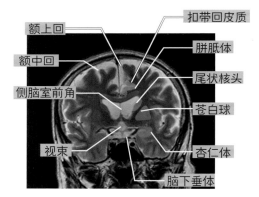

图 6-16　冠状面：脑下垂体水平

6. 病例中常见的神经系统障碍和康复策略

病例 1 蛛网膜下出血后性格变得"易怒"的病例

■临床观察

基本信息 50~60 岁，男性。

诊断名称 蛛网膜下出血。

障碍名称 高级脑功能障碍（抑制解除，易怒）。

现病史 饮酒中感到头痛，并失去意识，被紧急送医。实施前交通动脉破裂夹闭术 31d 后转至本院。

主要问题 高级脑功能障碍（抑制解除，易怒）导致的社会性欠缺，并表现出具有危险性和不适当的行为。

运动功能

· BRS：Ⅵ – Ⅵ – Ⅵ，感觉正常，未见显著的麻痹症状。

· 日常行为活动：完全独立，但由于出现高级脑功能障碍，需要监视户外活动。

认知功能

· MMSE：30 分。

· TMT-A：201s，TMT – B：难以实施。

· RCPM：：35 分。

· FAB：：16/18 分。

　　清醒后，可勉强进行沟通。在桌上检查中，虽然发现了由觉醒水平影响的注意力障碍，但未检测出显著的高级脑功能障碍（表 6–3）。

　　然而，家人指出患者出现性格变化，经常产生执着于一件事情的倾向，思维混乱时变得具有攻击性，情绪易怒问题严重。另外，由于注意力传导性亢进和持续性低下，患者很难意识到周围的安全问题，外出活动需要监护人引导（表 6–4）。

表 6-3　注意力的组成

觉醒度	注意的强度和反应性
稳定性	可维持注意力集中状态的性质
选择性	关注必要的信息，抑制不必要的反应的性质
分配性	同一时间内注意可指向多个对象的性质

〔基于鹿岛晴雄，他：注意障害と前頭葉損傷. 神経進步 30：847-858，1986 制作〕

表 6-4　注意力障碍的类型

全面性注意力障碍	指觉醒度、持续性、选择性低下的混合状态
无注意的状态	茫然放空的状态
传导性的亢进	注意力容易分散（可能会出现容易忽视的症状）
反应抑制障碍	无法控制某些行为
运动保持困难	无法持续运动
方向性注意力障碍	无法将注意力集中在特定方面（USN的一种）

〔基于加藤元一郎：随意性注意の障害—反応選択と Supervisory Attention Control—. 神経心理学 11：70-84，1995 制作〕

ADL

· FIM：114 分（运动项目 91 分，认知项目 23 分）。

· 基本动作：全部独立完成。

· 出现注意力传导的亢进，且持续性低下，患者很难意识到周围的安全问题，外出活动需要监护人引导。另外，患者在面对新的、困难的或多个任务时，表现出思维混乱、攻击性倾向。

■影像观察（图 6-17）

在影像中可以观察到实施前交通动脉夹闭术后的伪影。另外，右眶额皮质有缺血性病变。除此之外，可以预测夹闭术会导致脑底部灌注下降。

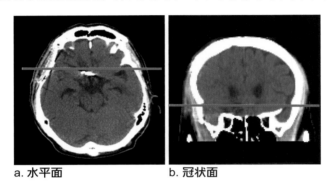

a. 水平面　　　　　　b. 冠状面

图 6-17　病例 1 的 CT 影像

■系统障碍

· 考虑因眶额皮质损伤导致社交能力受损、性格变化、抑制解除的可能。

· 由于边缘系统环路功能低下，对情绪信息的处理能力受损，情绪变得不稳定。

· 认知环路功能低下时，考虑前额叶皮质功能障碍（抑制解除、注意力传导的亢进等）的可能。

■康复策略

●自下而上的方法和自上而下的方法

高级脑功能，顾名思义，是由皮质高级联合区执行的功能，其神经系统具有复杂的个体性。因此，即使症状相似，障碍的程度和性质也可能会有所不同[24]。尤其是现阶段，直接介入与记忆相关的神经系统依然是十分困难的[11]。

在这样的背景下，认知障碍的康复训练要根据患者的病情和严重程度，有针对性地展开（表 6-5）。

干预手段有 2 种，一种是基于脑的重新构建来恢复功能障碍的<u>自下而上的方法</u>，另一种是利用各种代偿手段试图解决问题的<u>自上而下的方法</u>（表 6-6）。

自下而上的方法：分析执行任务所需的功能要素，以改善受损功能为中心开展的方法[25]。

自上而下的方法：将重点放在完成任务上的干预方法。包括为了执行该任务所需要的所有手段和方法，如 ADL 训练、针对偏侧空间忽视的综合性视觉探索任务、任务导向型训练等。

表6-5　不同疾病时期的认知康复训练

发病初期：全面刺激期

以提高代表基础认知水平的觉醒水平，增进注意和了解患者现状为目的。

恢复期：认知训练期

以改善个体的认知功能为目的，以自下而上的方法为中心进行干预。另外，在加强对自身现状认识（awareness）的同时，明确生活中存在的任务。

生活期：日常生活训练

以自上而下的方法为中心，对本人的意识和生活中面临的任务进行干预。患者与周围环境和包括家人在内的其他人的关系等会成为重要的问题。

表6-6　认知康复的干预治疗

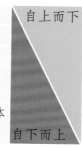

直接干预治疗	反复训练受损功能
代偿性干预治疗	整合功能障碍和残余功能来实现目标
保全性干预治疗	利用器械或道具等辅助装置
环境调节的干预治疗	调整生活环境，使患者更容易适应
行为干预治疗	塑造、维持、改变、消除实际生活中的具体行为

〔基于石合纯夫：高次脳機能障害学　第2版．p220，医齿薬出版，2012改编〕

●控制需要处理的信息量

在前额叶皮质环路损伤的情况下，由于难以同时处理多种信息（注意、空间认知、语言、思维和行为的选择），可以尝试将行为和目标的**认知模式**简单化、固定化。特别是在学习初期，通过使用视觉反馈进行试错，以提高对象的认知（基于前额皮质神经网络的试错学习）。如果小脑神经网络仍然存在，可以选择通过反复学习促进小脑内部认知模型形成的策略。

应对边缘系统环路和眼球运动环路的障碍，在学习方法中给予适当的情绪刺激和奖励，很好地确认结果（效果）的任务设定很重要。要从简单的任务开始设定，逐渐增加处理的认知模式，同时提高处理能力。

认知模式：用于认识外界和自己状况的手段和方法（语言、空间认知、注意、思考等）

●在学习过程上下功夫

根据受损的神经网络是基底核神经网络还是小脑神经网络，从而采取不同措施。在功能恢复方面，前者需要解决认知信息处理的任务，后者则需要通过反复判断的训练来提高判断的速度。在神经系统难以恢复的情况下，需要在学习过程上下功夫。

在出现认知系统环路损伤和痴呆症等情况下，很多时候患者难以经历认知的学习过程。此时，最重要的是尽量减少认知的信息量，尽可能地让患者适应环境。

如果脑桥核和小脑半球受到损伤，就无法维持思考的复制，对学习的巩固非常困难。在这种情况下，可以利用判断行为结果和状况的提示来培养行为习惯。例如，在患有记忆障碍的情况下，将备忘笔记或贴纸等提示散布在环境中，以此作为唤起记忆的契机。

●促进前额叶皮质的脑血流动态，提高认知功能

很多研究[26-30]主张，促进脑部血液流动可以激活认知功能。例如，利用测力计进行有氧运动作业，可以促进前额叶皮质区域的脑血流动态，从而提高认知功能。研究报道，利用最大摄氧量为50%的中等强度运动效果最佳[29]。由此可见，比起简单的任务，稍微困难的任务更能促进脑血流动态，但难度过大则容易产生反效果。

在此病例的康复过程中，应用中等强度运动（根据医生的许可将目标心率设定为130次/min）改善脑血流动态的同时，还与临床心理学部门合作，将纸牌游戏与认知任务联系起来。同时，对患者及其家属进行了指导，增进了他们对患者自身障碍的理解。

●提高运动能力，降低注意要求

熟练的滑雪者，滑雪时可以一边滑行一边欣赏自然景色。但是对于初学者来说，光是调整腿的打开方式和速度就已经用尽全力，更别说欣赏风景了，有可能连几米外的障碍物都注意不到。也就是说，**技能（熟练度）和注意要求**是相辅相成、共同作用的。

知识拓展

运动学习的 3 种处理方法

运动学习根据其学习阶段的不同，涉及的神经系统也不同。

无教师（参考）学习 [31-32]

前额叶皮质参与的无教师学习，又称"试错学习（trial and error learning）"，是运动学习初期采用的学习方式。是指在学习没有做过的运动中，也就是在没有所谓的示范"教师"（参考）的情况下，需要通过以后新的经验来学习的过程。学习者在根据运动结果等外在反馈，有意识地重复任务的学习（外显学习）阶段，需要工作记忆和注意，因此前额叶皮质会被激活[33]。特别是认知环路在处理视觉信息后会输出运动。如果重复该动作顺序，通过从辅助运动区开始，经由壳核投射回辅助运动区的运动环路，可逐渐替换运动输出[34]。随着学习的深入，无须注意或工作记忆（working memory），运动几

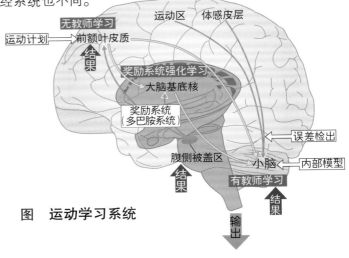

图　运动学习系统

乎也可以自动完成。另外，随着学习的熟练，可以实现视觉输入和运动输出之间的并行信息处理（parallel processing），以达到运动的高效执行。

有教师（参考）学习 [35]

小脑参与的有教师学习又被称为"基于错误的学习（error based learning）"，是在运动学习的后期进行的学习方式。在这个过程中，运动是自主的，根据无意识的深感觉等内在反馈进行学习（内隐学习）。把已习得的运动步骤等技能，作为运动复制保存在小脑中。将这样的运动副本作为"教师"（参考），检测与其之间的差异，并对学习进行修正。随着对运动的熟练掌握，小脑反馈的精度也随之提高，差异信号被逐渐缩小，从而获得更准确的运动行为。

奖励系统强化学习 [36]

运动的强化学习与奖励系统有关。以奖励和惩罚（失败等）的信息为依据，腹侧被盖区、腹侧纹状体、伏隔核等区域会产生活动，并对学习进行选择。特别是在有意料之外的丰厚奖励的情况下，这些区域的神经活动会被激活。在与奖励有关的神经元的参与下，可以促进注意和眼球运动等，并有效获取学习所需的信息。因此，奖励系统不仅与运动学习有关，还与行为模式的学习有关。

例如在临床中的偏瘫患者，如果因为担心被绊倒而不看前方，就很难将注意力集中在周围环境上。抬腿的运动功能低下或不熟练，会促使"腿能抬起来吗"这类的向身体内部的注意（**internal attention**），此时认知处于负荷的状态。因此，如果推动其向外部环境注意（**external attention**），就会变成所谓的**双重任务**（**dual task**）的状态。另外，在患有注意障碍的病例中，由于**注意资源**（**resource**）低下，在完成未熟练的动作时，注意力障碍也会凸显出来。同样，在新环境中要处理的信息量变大，注意要求也会提高[37]。

当运动功能下降导致**向身体内部的注意**增加时，在提高动作熟练度的同时，应致力于步行诱发区和模式发生器等功能的提升，以使动作自动化。解放对运动的注意要求，并将注意资源充分用于**向外部环境的注意**。当环境的信息处理量过大成为负担时，通过对环境的考量和行为模式的规定化，可减轻认知上的负担。

以这样的方式调整注意要求，可以增加活动范围，形成以成功经验为基础从而提高认知信息处理能力的策略。

●是否积极主动?

依赖于成功体验和赞赏等经验的**奖励系统**，是行为形成的基石，并且可以促进行为的形成（**正性强化**）。相反，失败的体验会让人失去信心，降低工作热情（**负性强化**）。在学习初期，要降低作业难度，尽量避免失败；在学习后期，即使难度很高，也不要以"失败体验"结束学习，重点是要帮助患者正确认识失败，要向其灌输"失败乃成功之母"的观念（改善的过程）。

在本病例中，患者本人很难感受神经心理学检查这类作业的必要性，由于患者的拒绝感和混乱感很强，所以康复中尽量避免了这类作业。对患者来说，有意义的作业是与回归家庭及工作相关的，因此我们采用了与患者能力相匹配的计算机作业如表格计算等，以促进患者长期坚持。另外，通过来自家人的建议和赞扬，使患者获得了坚持完成作业的信念，得到了很好的效果。

知识拓展

积极心态能促进运动功能的恢复吗？

关于伏隔核的神经活动和运动神经的恢复，有一个有趣的报告。对颈髓损伤的猕猴的皮质脑电波进行检测后发现，在猕猴恢复运动功能的过程中，神经活动会从伏隔核传递到大脑皮层的运动区（图）。此外，使用药理方法抑制伏隔核神经活动后，在恢复早期，原本已恢复的手指的精巧运动功能遭到破坏，运动区的神经活动量也大幅减弱。从这些结果来看，伏隔核对恢复运动区所控制的手指运动功能有一定的作用。而积极心态可以激活伏隔核。也就是说，积极心态在神经生理学上也能促进机能的恢复。

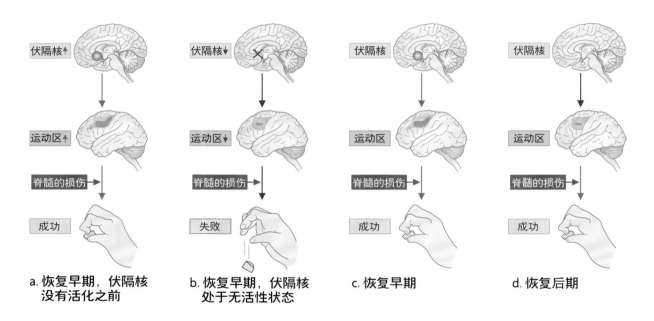

a. 恢复早期，伏隔核没有活化之前　　b. 恢复早期，伏隔核处于无活性状态　　c. 恢复早期　　d. 恢复后期

图　成功经验与伏隔核的关系

〔©2015 西村幸男・澤田眞寛 Licensed under a Creative Commons 表示 2.1 日本 License〕

引用文献

［1］Arimura N, et al：Involvement of the globus pallid us in behavioral goal determination and action specification. J Neurosci 33：13639-13653, 2013

［2］Baddeley A：Working Memory. Science 255：556-559, 1992

［3］田中啓治，他：前頭前野と目的思考的行動. Clin Neurosci 23：640-644, 2005

［4］井上由美子，他：前頭前野と心理的相互交流. Clini Neurosci 23：645-647, 2005

［5］渡邉慶，他：二重課題の神経生物学：二重課題干渉効果と前頭連合野の役割. 霊長類研究 31：87-100, 2015

［6］服部孝道（監訳）：一目でわかるニューロサイエンス 第3版. p 37, MEDSi, 2009

［7］小野武年，他：感情と指摘情報処理の仕組み. 高次脳機研 25：116-128, 2005

［8］山本哲也：ニューロイメージングを用いたうつ病の可視化と神経行動的介入方法の有用性. 脳循環代謝 28：291-295, 2017

[9]Hama S, et al：Post-stroke affective or apathetic depression and lesion location；left frontal lobe and bilateral basal ganglia. Eur Arch Psychiatry Clin Neurosci 257：149-152, 2007

[10]Parikh Rajesh M, et al：The impact of poststroke depression on recovery in activities of daily living over a 2-year follow-up. Archives of neurology 47：785-789, 1990

[11]石合純夫：高次脳機能障害学 第2版. p 211-219, 医歯薬出版, 2012

[12]伊藤正男：岩波科学ライブラリー58 脳の不思議. 岩波書店, 1998

[13]川村光毅：皮質連合野と小脳の高次精神機能. 分子精神医学7：27-36, 2007

[14]星英司：脳のシステムと高次脳機能障害—脳のシステム障害と理学療法. 理学療法ジャーナル47：7-12, 2013

[15]彦坂興秀：大脳皮質－基底核による行動選択と学習機能. BRAIN and NERVE 60：799-813, 2008

[16]高田昌彦：大脳皮質線条体の神経回路. BRAIN and NERVE 64：876-877, 2012

[17]遠山正彌：前頭前野の解剖と機能. Clin Neurosci 23：616-618, 2005

[18]高草木薫：大脳基底核の機能：パーキンソン病との関連において. 日生誌65：113-129, 2003

[19]遠藤俊吉, 木村真人（監訳）：脳卒中における臨床神経精神医学. 星和書店, 2002

[20]木村真人：脳卒中後のうつ病とアパシー. 日神救急会誌24：71-77, 2012

[21]鈴木竜世, 他：職域のうつ病発見および介入における質問紙法の有用性検討：Two-question case-finding instrument と Beck Depression Inventory を用いて. 精神医学, 45：699-708, 2003

[22]Daw ND, et al：Uncertainty-based competition between prefrontal and dorsolateral striatal systems for behavioral control. Nat Neurosci 8：1704-1711, 2005

[23]田中慎吾, 他：前頭連合野の認知機能. BRAIN and NERVE 68（11）：1264-1270, 2016

[24]渡邊修：認知障害. リハビリテーション医学におけるEBM—治療効果の検討. 総合リハ 29：909-916, 2001

[25]石合純夫：高次脳機能障害学 第2版. p 171, 医歯薬出版, 2012

[26]山口典子, 他：注意切替課題実施時の前頭前野領域における脳賦活に対して, 年齢・課題遂行・課題特性が及ぼす影響：NIRS による検討. 健康科学：京都大学大学院医学研究科人間健康科学 系専攻紀要7：9-16, 2012

[27]渡邉慶, 他：二重課題の神経生物学：二重課題干渉効果と前頭連合野の役割. 霊長類研究 31：87-100, 2015

[28]Yanagisawa H, et al：Acute moderate exercise elicits increased dorsolateral prefrontal activation and improves cognitive performance with Stroop test. Neuroimage 50：1702-1710, 2009

[29]Hyodo K, et al：Acute moderate exercise enhances compensatory brain activation in older adults. Neurobiol Aging 33：2621-2632, 2012

[30]酒井浩, 他：PASAT の課題難易度と脳賦活部位の変化. 作業療法ジャーナル48：1255-1262, 2014

[31]小林康, 他：大脳基底核の報酬機能. 一脚橋被蓋核の修飾機能. BRAIN and NERVE 61：397-404. 2009

[32]坂上雅道, 他：線条体と前頭前野における価値の表象. BRAIN and NERVE 64：891-901, 2012

[33]Lehéricy S, et al：Distinct basal ganglia territories are engaged in early and advanced motor sequence learning. Proc Natl Acad Sci U S A 102：12566-12571,

运动麻痹

感觉障碍

意识障碍

共济失调

肌张力异常

失认症、失用症

偏侧空间忽视

注意力障碍 执行功能障碍

姿势异常

步行障碍

精神、智力障碍

2005

[34] 長谷公隆（編著）：運動学習理論に基づくリハビリテーションの実践. p 27，医歯薬出版，2008
[35] Kawato M, et al : A hierarchical network model for motor control and learning of voluntary movement. Biol Cybern 57 : 169-185, 1987
[36] Doya K : Complementary roles of basal ganglia and cerebellum in learning and motor control. Curr Opin Neurobiol : 732-739, 2000
[37] 福永哲夫（監訳）：注意と運動学習―動きを変える意識の使い方. 市村出版，2010

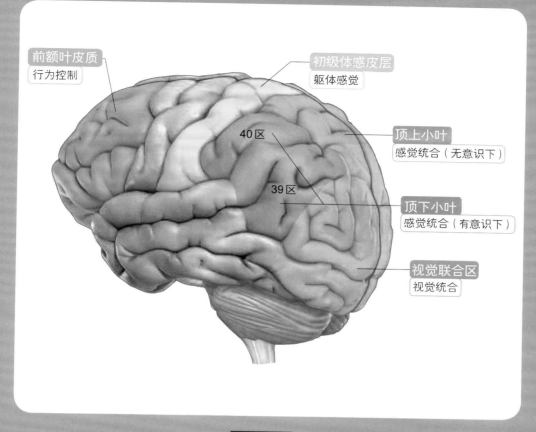

前额叶皮质
行为控制

初级体感皮层
躯体感觉

40区

39区

顶上小叶
感觉统合（无意识下）

顶下小叶
感觉统合（有意识下）

视觉联合区
视觉统合

第7章

顶叶联合区相关的
神经系统

反映自己和外界的 3D 投影仪

　　顶叶联合区损伤导致的临床症状包括偏侧空间忽视、空间定位障碍、古茨曼综合征（Gerstmann's syndrome）、失语、失读、意念运动性失用、意念性失用等多方面。

　　通过理解被划分为 4 个 Brodmann 区的顶叶联合区的皮质分别与大脑的哪个部分有纤维联系，可以明确障碍的原因，利于建立预后预测和康复的方法。

1. 顶叶联合区相关神经系统的概述

　　顶叶联合区参与的神经系统如下，其在与大脑其他部位进行联系的同时承担着各种功能。

①背背侧视觉通路

左脑	右脑

【涉及的部位】

· 初级视觉皮层

· 初级体感皮层

· 顶上小叶

· 上纵束Ⅰ

· 额上回

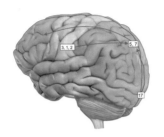

【涉及的部位】

· 初级视觉皮层

· 初级体感皮层

· 顶上小叶

· 上纵束Ⅰ

· 额上回

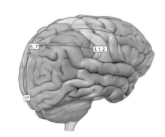

②腹背侧视觉通路

左脑	右脑

【涉及的部位】

· 初级视觉皮层

· 初级体感皮层

· 初级听觉皮层

· 顶下小叶

· 上纵束Ⅱ、Ⅲ

· 额中回、额下回

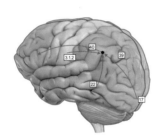

【涉及的部位】

· 初级视觉皮层

· 初级体感皮层

· 顶下小叶

· 上纵束Ⅱ、Ⅲ

· 额中回、额下回

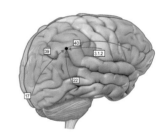

需要掌握的重点

☐ 顶叶联合区涉及的系统根据**背背侧**和**腹背侧**的2条视觉通路，以及左右脑的组合，分为上述4种。

☐ 顶叶联合区以躯体感觉、视觉、听觉等信息为基础，掌握自己身体与外界的位置关系，并将该信息传送给额叶，从而引发适当的行动。

☐ 顶叶联合区的功能存在左右差异，**左脑**主要负责对自我躯体的认知，**右脑**主要负责对外界以及包括自我躯体在内的空间上的认知。

◆ 参考：腹侧视觉通路

左脑

【涉及的部位】
- 初级视觉皮层
- 梭状回
- 海马旁回
- 颞极
- 钩束
- 前额叶皮质

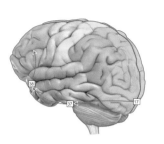

右脑

【涉及的部位】
- 初级视觉皮层
- 梭状回
- 海马旁回
- 颞极
- 钩束
- 前额叶皮质

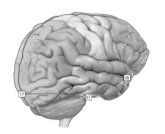

虽然与顶叶联合区无关，但视觉通路中还存在1条腹侧视觉通路，在此提及，仅供参考。

2. 顶叶联合区的构成

1 顶叶联合区的概述（图7-1）

顶叶由初级体感皮层（3、1、2区）和顶内沟上部的顶上小叶（5、7区），以及顶内沟下部的顶下小叶（角回39区，缘上回40区）构成。其中，顶上小叶和顶下小叶被称为**顶叶联合区**，**顶上小叶**参与处理无意识的视觉和躯体感觉信息，**顶下小叶**参与处理有意识的视觉、躯体感觉以及听觉信息。

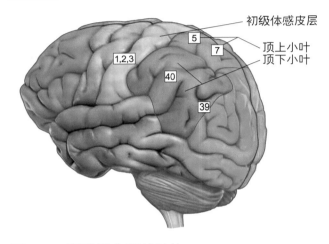

初级体感皮层
5
7
顶上小叶
顶下小叶
1,2,3
40
39

图 7-1　顶叶联合区的结构

2 顶叶联合区皮质（表7-1）

表 7-1　各区域的输入 / 输出与功能

		输入	输出	功能
顶上小叶	5区	· 3、1、2区（体感皮层）	· 7区 · 40区（缘上回）	整合四肢、躯干的位置与运动
	7区	· 5区 · 视觉联合区	· 额上回	整合躯体感觉和视觉信息
顶下小叶	40区（缘上回）	· 3、1、2区（体感皮层）	· 39区（角回） · 额下回	处理物体与立体结构的认知
	39区（角回）	· 40区 · 视觉联合区 · 听觉联合区	· 额中回	处理身体与空间结构的认知

3 顶叶联合区的联络纤维（图7-2）

连接同侧半球内不同部位的神经纤维称为**联络纤维**，连接顶叶联合区和额叶及颞叶的**上纵束**分为以下3种。

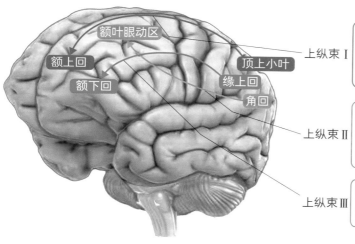

上纵束Ⅰ ── 连接顶上小叶(5、7区)与额上回[额叶眼动区(8区)的上部、前额皮质背外侧区域(9区)的上部]、前扣带回(32区)。

上纵束Ⅱ ── 连接顶下小叶后方的角回(39区)与额中回[额叶眼动区(8区)的下部、前额叶皮质背外侧区域(9区)的中部]。

上纵束Ⅲ ── 连接顶下小叶前方的缘上回(40区)、颞顶联合区和额下回(44、45、47区)。

图 7-2　上纵束

运动麻痹

感觉障碍

意识障碍

共济失调

肌张力异常

失认症、失用症

偏侧空间忽视

注意力障碍
执行功能障碍

姿势异常

步行障碍

精神、智力障碍

3. 顶叶联合区的功能与神经系统（图7-3）

顶叶联合区具有整合视觉、躯体感觉、听觉等感觉信息的作用。

传入枕叶视觉区的视觉信息分为背侧和腹侧2条视觉通路。通往顶叶的**背侧视觉通路**负责空间认知，通往颞叶的**腹侧视觉通路**则负责形态认知。

背侧视觉通路进一步分为背背侧和腹背侧2条视觉通路。通往顶上小叶的**背背侧视觉通路**以无意识的方式处理空间认知，而通往顶下小叶的**腹背侧视觉通路**则以有意识的方式处理空间认知。

顶叶联合区的另一个特征是左、右脑之间的功能差异很大。接下来，结合左、右脑之间的差异，分别了解这2条背侧视觉通路。

虽然腹侧视觉通路与顶叶联合区没有直接关联，在此也一并介绍。

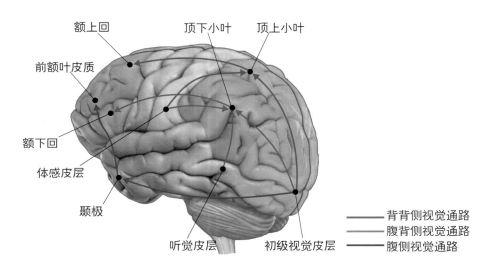

图7-3　3条视觉通路及其功能

❶ 背背侧视觉通路（图7-4）

由于能**无意识地以与行为直接关联的形式**处理对象的位置、运动状态和形状等信息，从而引发适当的行为，因此被称为**How（如何）系统**。

【皮质】顶上小叶（5区、7区）。

【传入通路】（1）初级视觉皮层（17区）➡ 视觉联合区（18区、19区）
➡ 顶上小叶（5区、7区）。

（2）初级体感皮层（3区、1区、2区）➡ 顶上小叶（5区、7区）。

【传出通路】顶上小叶（5区、7区）➡ 上纵束Ⅰ ➡ 额上回［额叶眼动区（8区）的上部、前额叶皮质背外侧区（9区）的上部］、前扣带回（32区）。

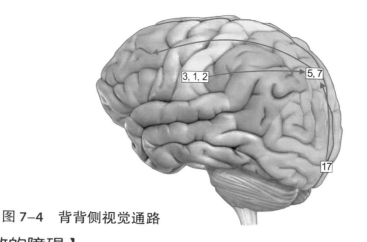

图 7-4 背背侧视觉通路

【损伤导致的障碍】

●左、右脑的双侧损伤导致的障碍

自我定向障碍（图 7-5）

自我定向障碍的特点是无法让自己的身体与通过视觉识别到的物体方向一致。例如，患者没办法对齐床的长轴躺下，反而会垂直于其长轴躺下。由于该障碍与躯体感觉的关联性较大，常见于顶上小叶比较靠前的区域双侧损伤的情况。

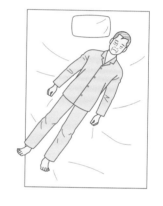

图 7-5　自我定向障碍

●左脑或右脑单侧损伤导致的障碍

1. 视觉性共济失调

视觉性共济失调是指拿取物体时，难以将手直接伸向该目标的肢体运动障碍。这类患者即便在视觉、运动和躯体感觉方面没有问题，但伸出的指尖会偏离目标物。这是一种视觉与躯体感觉信息在无意识情况下坐标整合障碍，如果一只手接触到目标物，另一只手去尝试抵达该目标物，运动就可以顺利进行。由于此类障碍与视觉的关联较大，常见于顶上小叶比较靠后区域受损的情况。

左脑损伤的情况下，出现明显症状的顺序如下：右手伸向右侧视野中的物体＞左手伸向右侧视野中的物体＞右手伸向左侧视野中的物体＞左手伸向左侧视野中的物体。右脑受损时，症状出现的顺序与此相反。

2. 抓握障碍（图 7-6）

这类患者虽然没有视觉、运动和躯体感觉方面的障碍，但当手抵达目标物时，手指的张合程度无法与目标大小相匹配。正常情况下，当人们无意中伸手去抓握物体时，手在抵达的途中先张到最大，而后逐渐握紧，当到达目标物时，手的张合程度与物体的大小相近。在有这类障碍的情况下，手在接近目标物时一直保持张开的状态，直到接触目标物后，才开始有意识地握紧手指，从而形成一种代偿性行为。由于该障碍与躯体感觉的关联性较大，多见于顶上小叶比较靠前的区域受损的情况。左脑受损在右手出现症状，右脑受损则在左手出现症状。

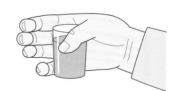

图 7-6　抓握障碍

运动麻痹
感觉障碍
意识障碍
共济失调
肌张力异常
失认症、失用症
偏侧空间忽视
注意力障碍
执行功能障碍
姿势异常
步行障碍
精神、智力障碍

第 7 章　顶叶联合区相关的神经系统　163

❷ 腹背侧视觉通路（图7-7）

由于以**有意识的形式处理**对象的位置和运动信息，并参与这些感知和对象的意识化，因此被称为Where（何处）系统。

【皮质】顶下小叶（缘上回40区，角回39区）。

【传入通路】（1）初级视觉皮层（17区）➡ 视觉联合区（18区、19区）➡ 顶下小叶（缘上回40区，角回39区）。

（2）初级体感皮层（3区、1区、2区）➡ 顶下小叶（缘上回40区，角回39区）。

（3）初级听觉皮层（22区）➡ 顶下小叶（缘上回40区，角回39区）。

【传出通路】（1）顶下小叶（角回39区）➡ 上纵束Ⅱ ➡ 额中回［额叶眼动区（8区）的下部、前额叶皮质背外侧区域（9区）的中部］。

（2）顶下小叶（缘上回40区）➡ 上纵束Ⅲ ➡ 额下回（44区、45区、47区）。

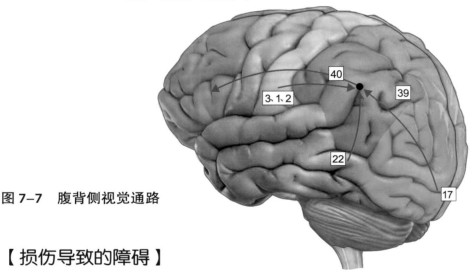

图 7-7　腹背侧视觉通路

【损伤导致的障碍】

●左、右脑的双侧损伤导致的障碍

视觉性注意障碍

无论对象的位置和大小，患者一次只能注意到有限数量的目标物。如果通过视觉以外的感觉，就能识别多个目标物。该障碍由顶下小叶较靠后的角回（39区）损伤引起，单侧损伤症状不明显，双侧损伤症状明显。

●左脑或右脑单侧损伤所导致的障碍

1. 运动盲

患者无法清楚地看到运动中的物体，液体看起来像冻住了一样，移动中的汽车看起来就像一帧一帧不连续的静止画面（**图7-8**）。由于与视觉相关性较大，常见于顶下小叶靠后部分的角回（39区）损伤。左脑受损时

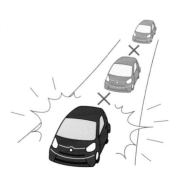

图 7-8　运动盲

症状出现在右侧视野，右脑受损时症状出现于左侧视野，两侧受损则全部视野受影响。

2. 结构性失用

结构性失用的症状表现为画图和搭积木等涉及空间构成的行为障碍。可由左、右脑任意一侧的损伤产生，但两侧的损伤之间存在质的差异。左脑损伤伴随**运动程序的生成障碍**，右脑损伤则提示**视觉性空间定向障碍**。

3. 偏侧空间忽视（表 7-2）

这类障碍的患者虽然在感知和运动方面没有障碍，但无法识别处于病灶对侧空间内的目标物。这是因为在有意识地识别空间中目标物的存在方面出现了障碍，由腹背侧视觉通路的损伤引起，相比于左脑，右脑损伤所致的症状更严重且更易持久化。根据损伤部位的不同，症状有质的差别：缘上回损伤时发生**自我中心性的知觉性偏侧空间忽视**，颞顶联合区损伤时发生**对象中心性的视空间性偏侧空间忽视**，背外侧前额叶皮质损伤时发生**探索活动的视觉运动性偏侧空间忽视**。连接这些区域的上纵束Ⅲ损伤时，偏侧空间忽视更加严重。

● 左脑损伤导致的障碍

1. 意念性失用

患者虽然能够进行单个的动作，但是当需要完成一系列连锁运动时会出现障碍。例如，患者虽然可以模仿用牙刷刷牙的动作，但在完成一系列

表 7-2　偏侧空间忽视的种类

种类与责任病灶	特征	图形临摹
自我中心性空间忽视（缘上回40区）	以自己的身体（颈部躯干或视网膜）为中心确定正中央，以此为基准的对侧空间的目标物被忽视。这类患者在划消测验中的成绩较好，但在二等分线段测验中容易出现忽视的症状。由于和躯体感觉的相关性大，由顶下小叶比较靠前部分的缘上回（40区）损伤产生	从正中到左侧全部被忽视
对象中心性空间忽视（颞顶联合区）	根据各个目标物分别确定正中央，各自的对侧部分被忽视。在划消测验中的成绩较好，但在二等分线段测验中容易出现忽视。由顶下小叶比较靠后的颞顶联合区（40区）损伤产生	各个独立目标物的左侧被忽略
探索性忽视（背外侧前额叶皮质）	症状表现为一旦开始运动，就会出现对侧空间忽视。患者在二等分线段测验中的成绩较好，但在划消测验中容易出现忽视。由负责工作记忆的前额叶皮质背外侧区（9区）受损而产生	—

运动麻痹

感觉障碍

意识障碍

共济失调

肌张力异常

失认症、失用症

偏侧空间忽视

注意力障碍

执行功能障碍

姿势异常

步行障碍

精神、智力障碍

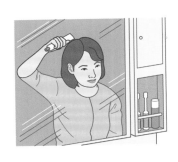

图7-9　意念性失用

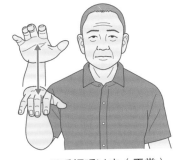

a. 用手招呼过来（正常）

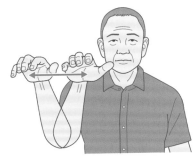

b. 用手招呼过来（错误）

图7-10　意念运动性失用

动作的时候，会出现用牙膏管梳理头发等不正常的行为（图7-9）。因与视觉相关性较大，由顶下小叶的角回（39区）损伤产生。

2. 意念运动性失用

意念运动性失用表现为在不使用工具的简单动作或在使用某种工具的动作中，无论是完成指令、模仿动作还是使用物品的过程中都出现障碍。例如，想要做出"用手招呼过来"的动作，却做出了不同的动作（图7-10）。因与躯体感觉关联较大，由顶下小叶比较靠前部分的缘上回（40区）损伤产生。

3. 古茨曼综合征

古茨曼综合征的特征包括手指失认，左右定向障碍，计算不能，书写不能4种症状。由负责躯体感觉、视觉、听觉信息整合的角回（39区）损伤产生。

●右脑损伤导致的障碍

穿衣失用

患者表现为即使清楚衣服的种类和穿衣方法，但由于不能恰当地把握自身躯体和衣服在空间上的关系，导致前后左右、正反两面反穿的情况。其特征是患者不会只漏穿左侧，且给别人穿衣服也没问题。

③ 参考：腹侧视觉通路（图7–11）

对目标物颜色和形状的信息进行处理，并传达给存储**目标物信息（语义记忆）**的颞叶前端，与目标物的识别相关，因此被称为**What（什么）系统**。左脑负责处理物品和文字相关信息，右脑负责处理面容和场景相关信息。

【通路】初级视觉皮层（17区）➡ 视觉联合区（18区、19区）➡ 梭状回（37区）及海马旁回（36区）➡ 颞极（38区）➡ 钩束 ➡ 前额叶皮质。

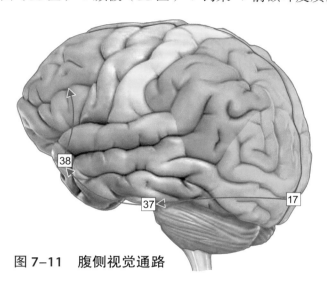

图7–11　腹侧视觉通路

【损伤导致的障碍】（图7–12）

●左脑损伤导致的障碍

1. 综合视觉失认

患者表现为虽然知道所见对象的一部分形状，但是从整体上辨别不出对象是什么，若通过触感或声音则可以辨别出对象。这种失认由颞叶底面的梭状回（37区）中部损伤导致。

2. 纯失读

患者因在视觉上不能识别文字而无法阅读，在书写和口语方面没有障碍，但是若用手指临摹文字，或看到别人写字的动作就能够识别文字。该障碍是由颞叶底面的海马旁回（36区）后部损伤导致。

●右脑损伤导致的障碍

1. 相貌失认

这类患者即使看到熟悉的人的面孔也认不出是谁，但通过听声音、看举止和走路的姿态可以分辨出人物。该失认由右侧颞叶底面的梭状回（37区）中部损伤导致。

2. 地标失认

患者即使看到熟悉的场景和建筑物也不知道自己身处何地，常常迷路。该失认由右侧颞叶底面的海马旁回（36区）后部损伤导致。

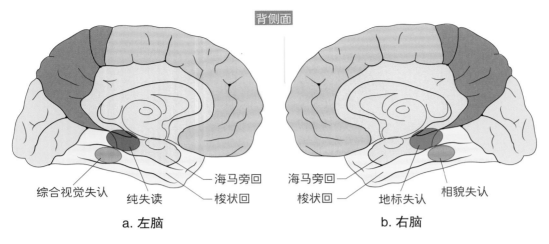

背侧面

综合视觉失认　　纯失读　　海马旁回　　梭状回
a. 左脑

海马旁回　梭状回　地标失认　相貌失认
b. 右脑

图 7–12　视觉失认相关区域

基于注意神经网络学说的偏侧空间忽视的发生机制

当人们有目的性地执行任务时起作用的**主动注意**，由始于两侧顶上小叶经由上纵束Ⅰ到达额叶眼动区及额上回的**背侧注意神经网络**负责。当意想不到的显著刺激从外部进入，在立即引起对这种刺激的注意时起作用的**被动注意**，由始于右脑的颞顶联合区经由上纵束Ⅲ到达额下回的**腹侧注意神经网络**负责。另外，在集中精力处理难度较高的任务时，腹侧注意神经网络的活动受到抑制，出现无法察觉外部刺激的现象，这是由于注意神经网络在功能上彼此相互联结。

如果右脑的腹侧注意神经网络受到损伤，功能上联结的右背侧注意神经网络的活动就会减弱。平时左、右两侧的背侧神经网络彼此相互抑制以保持均衡，但当右背侧注意神经网络的活动减弱，左背侧注意神经网络的活动就不会受到抑制，从而导致对右侧空间注意过度的状态。主动注意向右侧空间的偏移以及左侧空间中针对突发刺激的被动注意下降的混合状态造成了**偏侧空间忽视**[1]。

在以往的电脑检查中经常使用的划消测验可以观察出主动注意的偏向性，但无法检验原本受损伤的腹侧注意神经网络所承担的被动注意。另外，以往对左侧空间的视觉探索作业以及针对左侧空间视觉遗漏的语言反馈等治疗方法只能唤起主动注意，而不能促进被动注意的恢复。由于这样的原因，报道称存在电脑检查达到正常范围，而深入检查后发现存在有意识地将注意力主动集中在左侧空间从而形成代偿的病例。

在今后，有必要结合电脑检查结果，根据影像分析并判断病情是取决于主动注意还是被动注意，并选择最佳的治疗方法。

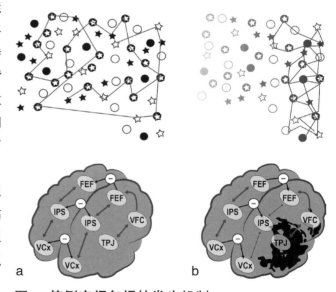

图　偏侧空间忽视的发生机制

VCx：视觉联合区；IPS：顶下小叶；FEF：额叶眼动区；TPJ：颞顶联合区；VFC：额下回

〔森岡周：半側空間無視のメカニズム．PT ジャーナル 51（10）：855-863，2017〕

4. 顶叶联合区脑影像的观察方法

图中所示的是顶叶联合区的脑影像（图7-13）。各位读者知道在哪里可以看到**顶上小叶**（5区、7区）、**顶下小叶**（缘上回40区，角回39区）以及**上纵束**吗？

此处，我们将解说在脑影像中如何观察顶叶联合区的各个部位。

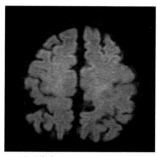 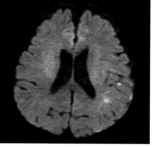

a. 皮质水平   b. 侧脑室水平

图7-13   头部MRI（DWI）中的顶叶联合区

❶ 大脑皮质水平（图7-14）

图中显示的是大脑皮质水平的水平面影像。

在大脑皮质水平中，可以确认顶上小叶和顶下小叶。中央后回的后方是**中央后沟**，从此延伸出的顶内沟被位于内侧的**顶上小叶**和位于外侧的**顶下小叶**夹在中间。

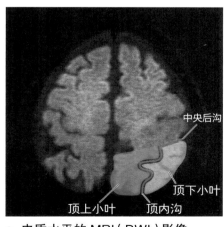 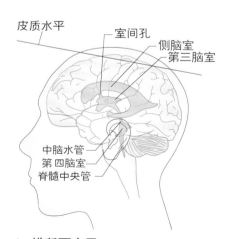

a. 皮质水平的MRI（DWI）影像   b. 横断面水平

图7-14   大脑皮质水平的水平面

运动麻痹

感觉障碍

意识障碍

共济失调

肌张力异常

失认症、失用症

偏侧空间忽视

注意力障碍 执行功能障碍

姿势异常

步行障碍

精神、智力障碍

② 侧脑室水平（图7-15）

图中显示的是侧脑室水平的水平面影像。

在侧脑室水平中，可以确认顶下小叶的角回、缘上回，以及上纵束经过的位置（使用CT、MRI无法直接观察到上纵束）。

角回位于侧脑室下角的延长线上，**缘上回**位于其前方。

由于运动神经纤维和感觉神经纤维通过侧脑室旁，所以**上纵束**在离侧脑室一段距离的外侧连接顶叶和额叶。冠状面中上纵束位于岛叶的正上方、壳核的上外侧。

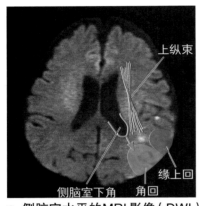 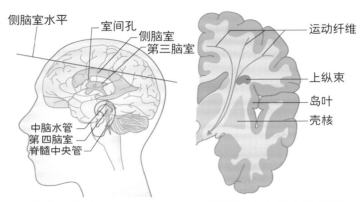

a. 侧脑室水平的MRI影像（DWI）   b. 横断面水平   c. 冠状面中上纵束的位置

图7-15 侧脑室水平的水平面

● 参考：中脑水平（图7-16）

图中显示的是中脑水平的水平面影像。

在中脑水平中，可以确认海马旁回和梭状回。

海马旁回位于颞叶内侧的前方，**梭状回**位于其后方。

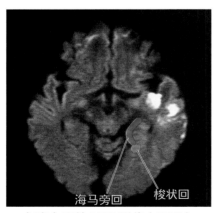 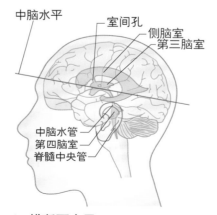

a. 中脑水平的 MRI 影像（DWI）   b. 横断面水平

图7-16 中脑水平的水平面

●参考 : 脑桥水平（图 7-17）

图中显示的是脑桥水平的水平面影像。

在脑桥水平面中，与中脑水平一样，可以确认梭状回和海马旁回。**海马旁回**位于颞叶内侧的前方，**梭状回**位于其后方。

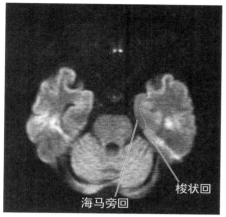

a. 脑桥水平的 MRI 影像（DWI）

图 7-17　脑桥水平的水平面

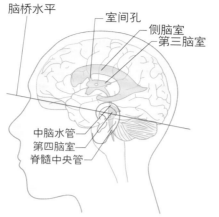

脑桥水平
室间孔
侧脑室
第三脑室
中脑水管
第四脑室
脊髓中央管

b. 横断面水平

运动麻痹

感觉障碍

意识障碍

共济失调

肌张力异常

失认症、失用症

偏侧空间忽视

注意力障碍
执行功能障碍

姿势异常

步行障碍

精神、智力障碍

5. 病例中常见的系统障碍和康复策略

病例 1 因右大脑中动脉梗死表现为运动麻痹、感觉障碍和偏侧空间忽视的病例

■临床观察（入院第 1d）（图 7–18）

基本信息 60 多岁，男性，发病前 ADL 自立。

意识水平 JCS I–2。

沟通能力 可完成简单指令。

肌张力 左侧上、下肢肌张力低下。

运动 BRS 左 I–I–I。

感觉 左侧上、下肢的深感觉和浅感觉障碍。

高级脑功能检查（入院第 10d） BIT 10 /146 分。

■影像观察（图 7–19）

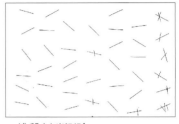

a. 线段划消测验

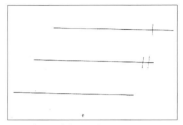

b. 二等分线段测验

图 7–18 发病后偏侧空间忽视的诊断

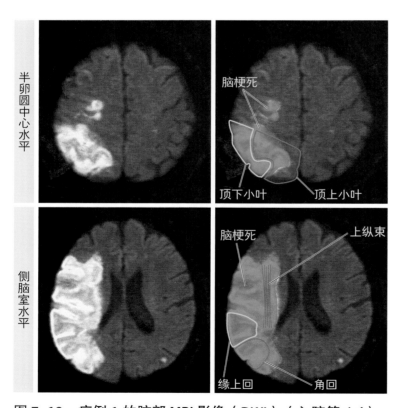

图 7–19 病例 1 的脑部 MRI 影像（DWI）（入院第 1d）

■系统障碍（表7-3）

表 7-3　病例 1 的系统障碍及预后预测

	系统障碍	预后预测
半卵圆中心水平	中央前回的颜面及上肢区域发现梗死，呈现重度运动麻痹，下肢区域无损伤。 中央后回的颜面及上肢区域发现梗死，呈现重度感觉障碍，下肢区域无损伤。 缘上回及角回发现大面积梗死，呈现严重左偏侧空间忽视	由于受水肿的影响较大，左下肢的运动麻痹和感觉障碍预计在1～4周的水肿缓解期恢复至轻度。 左上肢的运动麻痹和感觉障碍需要一定时间恢复，预计有中度残留
侧脑室水平	中央前回的颜面区域发现梗死，上肢、躯干、下肢区域无损伤。 中央后回的颜面区域发现梗死，上肢、躯干、下肢区域无损伤。 缘上回及角回发现大面积梗死，呈现重度自我中心性及对象中心性偏侧空间忽视。 额下回发现梗死，由于颞中回无损伤，呈现中度探索性偏侧空间忽视。 上纵束发现梗死，偏侧空间忽视更严重	由于缘上回、角回、上纵束大面积受损，左偏侧空间忽视的恢复需要一定时间，预计有重度至中等程度残留

■康复策略

●运动麻痹、感觉障碍

虽然预计患者左下肢可以完全恢复，但由于发病早期重度的运动麻痹和感觉障碍，加上偏侧空间忽视引起的左侧肢体失认，左侧身体的运用非常困难。早期开始使用膝踝足矫形器进行站立、行走练习，当达到肌肉收缩的状态后，逐渐过渡到使用足踝矫形器。

●偏侧空间忽视

右侧缘上回和角回有大面积损伤，二等分线段测验的结果也表明，无论是在自我中心还是对象中心方面，对左侧空间的认知都处于非常低下的状态。然而额中回没有损伤，在线段划消测验中观察到相对保留了对左侧空间的探索性（**图7-20**）。最好在来自右空间刺激最小化的环境下，通过呼唤和身体接触的方式，反复向患者提供关注左侧空间和左侧身体的机会。

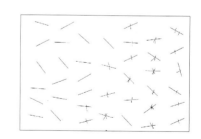

图 7-20　恢复期的线段划消测验（入院第 30 d）

■病程

从发病初期开始，通过呼唤可以使患者头部越过正中向左旋转，因此以利用视觉和右上肢向左侧空间的探索任务为中心进行了康复训练，入院30 d后在BIT中取得了37分（病情改善）。

早期开始使用膝踝足矫形器进行站立、行走练习，但逐渐发现左下肢肌肉收缩，之后转院至康复医院。

病例 2 因左侧大脑中动脉梗死表现为意念运动性失用的病例

■临床观察（入院第 1d）

基本信息 80 多岁，女性，发病前 ADL 自立。

意识水平 JCS I-2。

沟通能力 可完成简单指令，语言错乱。

肌张力 正常。

运动 正常。

感觉 正常。

高级脑功能检查（入院第 10d） WAB（行为）右手 24/60 分，左手 34/60 分。

只实施了 WAB 失语症检查的一个项目"行为"（**图 7-21**）。

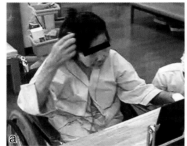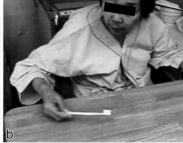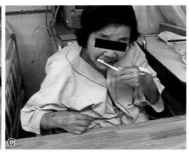

（a）右手拿梳子时，用梳子的背面梳头，（b）使用牙刷时握法不当，（c）左手可以正确使用梳子和牙刷。

图 7-21 右侧出现意念运动性失用

■影像观察（图 7-22）

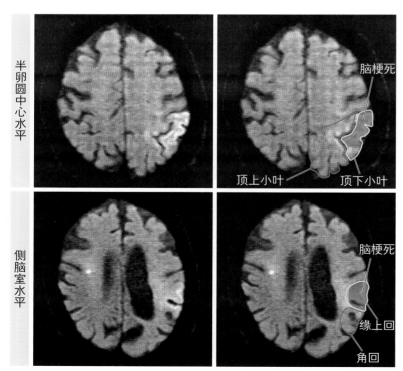

图 7-22 病例 2 的 MRI 影像（DWI）（入院第 1d）

■系统障碍（表7-4）

表7-4　病例2的系统障碍及预后预测

	系统障碍	预后预测
半卵圆中心水平	左侧顶下小叶前部发现梗死，呈现中度意念运动性失用	由于顶下小叶损伤，意念运动性失用的恢复需要一定时间。但由于为部分损伤，且上纵束没有损伤，预计可恢复至中度至轻度
侧脑室水平	左侧缘上回发现梗死，呈现中度的意念运动性失用。右侧中央前回发现小梗死，但左下肢未呈现运动麻痹。左侧顶叶放射冠和两侧顶叶内侧面有陈旧性梗死	由于缘上回有损伤，意念运动性失用的恢复需要一定时间。但由于为部分损伤，且上纵束没有损伤，所以预计可恢复至轻度至中度

■康复策略

●意念运动性失用

　　由于左侧缘上回的梗死，腹背侧视觉通路受到损伤，躯体感觉与视觉信息整合困难。由于腹侧视觉通路没有损伤，所以患者可以回答梳子、牙刷等物品本身的名称。但是，由于无法正确认识物品和自己的躯体在空间中的位置关系，因此患者不能正确作出刷牙或梳头的姿势。

　　针对失用的物理疗法，旨在重建失去的系统功能，包括**手势训练、探索训练**，练习所失去的系统代偿功能的**无错误学习、策略训练**等。在意识障碍和易疲劳感存在的急性期，最好采用负荷较小的无错误学习。在患者实施ADL行为的过程中，辅助患者将错误动作最小化，并对做得好的部分逐渐减少辅助。可以反复练习遇到困难的行为，直到可以完成该行为为止。

■病程

　　患者在镜子前一边体会自己的身体和物品的位置关系，一边进行无错误学习，达到可以用右手正确刷牙的程度，在入院30d后，WAB（行为）的成绩改善为右手40/60分，左手40/60分（图7-23）。这里的失分，是由于失语症的原因，对口头指示理解困难造成的。

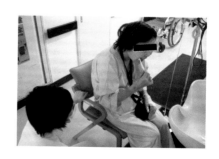

图7-23　患者使用右手刷牙（入院第30d）

　　由于无错误学习很难将一种ADL行为的学习转移到另一种行为的学习上（训练的效果无法延伸到其他未练习的行为），因此对刷牙和梳头发练习等每个ADL动作分别进行了反复训练。

运动麻痹

感觉障碍

意识障碍

共济失调

肌张力异常

失认症、失用症

偏侧空间忽视

注意力障碍执行功能障碍

姿势异常

步行障碍

精神、智力障碍

引用文献

［1］森岡周：半側空間無視のメカニズム―特集 半側空間無視. 理学療法ジャーナル
51：855-863, 2017

参考文献

・ 小林靖：頭頂連合野の神経解剖学―増大特集 連合野ハンドブック. BRAIN and
NERVE 68：1301-1312, 2016
・ 平山和美：視覚背側経路損傷による症状の概要―シンポジウム II：視覚背側経路は
何をしているのか. 高次脳機能研究 35：199-206, 2015
・ 平山和美：認知的処理における「大脳内側面・底面」の役割―特集 大脳内側面・底
面（眼窩面）の構造・機能と臨床的役割. 神経心理学 33：238-250, 2017

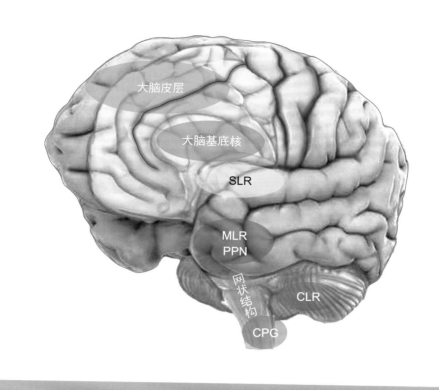

大脑皮层

大脑基底核

SLR

MLR
PPN

网状结构

CLR

CPG

第**8**章

步行相关区
涉及的神经系统

"走路的时候是否什么都不需要想？"

　　步行不仅仅是移动动作，还是作为实现目的的手段而进行的行为的一部分。因此，步行需要符合目的和状况的自由度。为了获得这个自由度，步行通过高度的神经系统得到了保证。

　　步行相关区域的研究，现阶段大多是从动物实验中获得的知识，不能直接用于人类。但是，在制定步行障碍的康复策略时，多个大脑区域控制步行的观点会给我们一些提示。

1. 步行相关区的神经系统概述

步行的控制与运动的上位中枢**大脑皮层**、负责肌张力调节的**大脑基底核**，以及负责步行自动化的步行诱发区相关。这种步行诱发区存在于中脑、丘脑底核和小脑。

自发性步行的开始和结束与**辅助运动区**相关，与之伴随的姿势维持与**运动前区**相关，传出的调节与壳核相关。另外，从边缘系统接受投射，通过逃避性的情感方面，诱发步行的**丘脑底核步行诱发区**（**SLR**）、调节步行节奏的中脑步行诱发区（**MLR**）、进行步行前馈控制的小脑步行诱发区（**CLR**）对步行进行控制。**脑干网状结构**接受来自这些步行相关区的投射，调节步行和步行中的姿势保持所需的肌张力。

这样的步行运动表现所需的上位结构可控制位于下位的脊髓的兴奋性和反射。这种步行的自主控制系统称为**中枢模式发生器**（**CPG**）（图8-7➡184页）。CPG由脊髓的运动神经和介导神经元构成（半中心模型，halfcenter model），通过步行速度的变化而产生的足底感觉、肌肉牵张刺激的强度、节奏的变化自动地调节步行模式（图8-1）。

SLR：
subthalamic locomotor region

MLR：
mesencephalic locomotor region

CLR：
cerebellar locomotor region

CPG：
central pattern generator

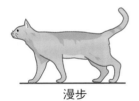 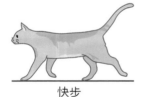 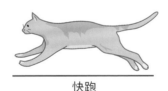

漫步　　　　快步　　　　　　快跑

图8-1　步行模式根据跑步机速度的变化
不经过大脑皮层的步行自动化自古以来就为人所知。在使切除了大脑的猫在跑步机上步行的实验中，跑步机一旦停止就无法站立的猫，根据跑步机的速度，改变步行模式为漫步（walk）、快步（trot）、快跑（gallop）。这表明，在步行中，虽然最小限度的控制来自大脑，但更多地是通过基于反馈机制的神经网络（来自肌肉和足底）执行的[1]。由于这是切除了大脑的猫也会产生的反应，因此可以认为是下位的步行诱发区负责调节。

需要掌握的重点

☐步行的开始和结束等**随意过程**与**大脑皮层**有关。步行的模式和节奏作为**自动的过程**，由**步行诱发区**相关的神经系统控制。

☐作为步行的前提，**姿势控制**很重要，**网状结构**具有这个作用。

☐步行的开始，就意味着**站立停止**。维持步行运动需要利用重力的推进能量。

☐步行系统分为内发的控制系统和外发的控制系统，灵活运用这些系统可对陷入功能障碍的系统进行代偿。

2. 步行相关区的结构

步行由多个系统高度控制。因此，与步行相关的区域从大脑皮层到脊髓广泛分布。

在此介绍与步行诱发区相关的大脑结构（**表8-1**）。

表 8-1　步行相关区的结构与功能

大脑皮层	上位中枢（随意过程）	· SMA（辅助运动区）：在自发性步行开始和结束时活动 · pre-M（运动前区）：负责步行时的姿势维持
间脑、中脑、小脑	步行诱发区（步行诱发）	· SLR（丘脑底核步行诱发区）：负责捕食或逃避等情感方面 · MLR（中脑步行诱发区）：CNF（楔状核）诱发步行模式，PPN（脚桥被盖核）作用于姿势紧张，参与步行的开始和停止 · CLR（顶核）：自动控制和维持匀速步行节奏
脑干	相关神经核（肌张力调节系统）	· Basal Ganglia（大脑基底核）：姿势、步行、随意肌张力的整合 · SNr（黑质网状部）：向MLR等发送GABA能的投射 · RF（网状结构）：负责姿势性肌张力的调节（促进和抑制） · LC/RN（蓝斑核/中缝核群）：作为与觉醒等相关的肌张力亢进系统发挥作用
脊髓	模式、节奏自动调节	· CPG（中枢模式发生器）：与延髓网状脊髓束共同生成步行的节奏，构成模式

〔基于井関一海，他：脳機能イメージングによるヒト歩行制御メカニズムの解明. BRAIN and NERVE 62（11）：1157-1164, 2010；柴崎浩：歩行と歩行障害. BRAIN and NERVE 62（11）：1109-1116, 2010；高草木薫：大脳基底核による運動の制御. 臨床神経学 49（6）：325-334, 2009 制作〕

1 丘脑底核：丘脑底核步行诱发区（SLR）（图8-2）

顾名思义，丘脑底核是位于**丘脑下方**的小神经核（**图8-2**），作为大脑基底核的一员，与运动控制相关。近年来，有学者指出其接受大脑边缘系统的投射，负责与认知、情绪相关的运动表达。

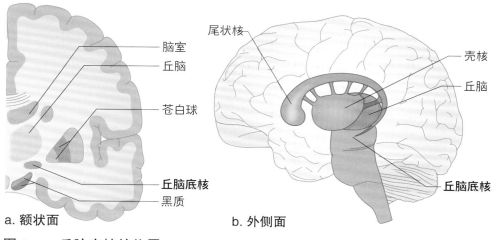

a. 额状面　　b. 外侧面

图 8-2　丘脑底核的位置

运动麻痹

感觉障碍

意识障碍

共济失调

肌张力异常

失认症、失用症

偏侧空间忽视

注意力障碍 执行功能障碍

姿势异常

步行障碍

精神、智力障碍

2 脑干神经核：中脑步行诱发区（MLR）（图8-3）

在与步行有关的脑干神经核中，有作为MLR发挥作用的PPN和CNF、蓝斑核、中缝核和网状结构。

- **PPN（脚桥被盖核）**：位于小脑上脚的附近，黑质下方。通过接收来自大脑皮层、基底核（特别是黑质：SNr）和小脑的投射，并传送至网状结构，调节姿势和步行时的肌张力。

- **CNF（楔状核）**：作为中脑步行诱发区的中心，与步行的表现相关。

- **RN（中缝核）**：接受来自边缘系统、额叶和下丘脑的投射。吻侧（中脑、第三脑室的一侧）与尾侧（脊髓的一侧）的功能不同。前者与觉醒频率、步行和呼吸相关，后者与注意力和奖赏相关的活动相关。中缝核是对不安和恐惧产生反应的血清素神经细胞，控制呈现恐惧反应的冻结步态[2]。

- **LC/RN（蓝斑核/中缝核群）**：LC是去甲肾上腺素能神经，与RN一起作为上行性网状结构激动系统投射至大脑皮层，与注意、觉醒有关。由LC发起的蓝斑核脊髓束和由RN发起的中缝核脊髓束等与注意觉醒相关的促通系统会激活脊髓CPG的活动兴奋性。

PPN：pedunculopontine nucleus

CNF：cuneiform nucleus

RN：raphe nucleus

LC：locus coeruleus

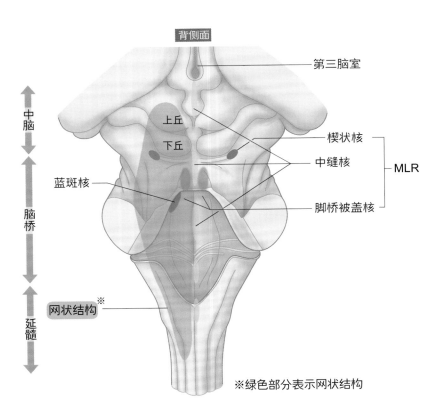

背侧面

第三脑室

中脑

上丘

下丘

楔状核

中缝核

MLR

蓝斑核

脚桥被盖核

脑桥

网状结构※

延髓

※绿色部分表示网状结构

图8-3 脑干神经核位置

③ 小脑（顶核）：小脑步行诱发区（CLR）（图8-4）

顶核通过小脑上脚（交叉）与对侧的丘脑腹外侧核联系，间接地向大脑皮层发送投射。顶核神经元投射至左、右脑干网状结构和前庭神经核，通过网状脊髓束和外侧前庭脊髓束调节抗重力肌的活动。

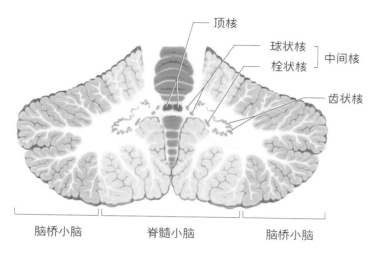

图8-4 顶核的位置

〔坂井建雄：標準解剖学. p547，2017，医学書院〕

④ 脊髓运动细胞和介导神经元

CPG由颈椎、腰椎的膨大部附近（**图8-5**）的脊髓灰质（Rexed第Ⅴ~Ⅷ层）内的运动神经与介导神经元结合构成[3]。脊髓内神经回路网的活动受到来自大脑皮层和脑干的下行性信号、末梢的感觉性反馈，以及神经递质作用的调节[4]（**图8-5a**）。颈椎和腰椎的脊髓固有神经元相互联系，参与步行运动中上、下肢的协调运动，上肢运动可能对步行运动的表达具有一定的作用[5]（**图8-5b**）。

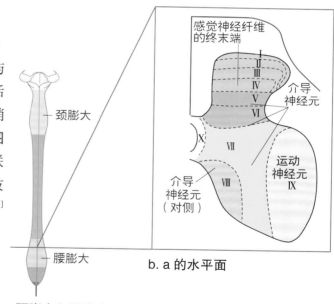

b. a 的水平面

a. 颈膨大和腰膨大

图8-5 脊髓灰质结构（第Ⅴ~Ⅷ层）

运动神经元和介导神经元分别通过突触连接（前抑制），构成CPG，神经元丰富的颈部（上肢区域）和腰部变得膨大。

运动麻痹
感觉障碍
意识障碍
共济失调
肌张力异常
失认症、失用症 偏侧空间忽视
注意力障碍 执行功能障碍
姿势异常
步行障碍
精神、智力障碍

3. 步行相关区域的神经系统

步行具有以下3个神经系统：①来自参与随意步行的高级运动区的网状结构投射系统；②来自生成步行运动的步行诱发区的网状脊髓束系统；③驱动进行步行模式自动调节的网状结构的脊髓CPG[6]。

❶ 随意步行表达系统：高级运动区 – 网状结构投射系统（图8-6）

在避开障碍物、走狭窄通道等有意图的、需要正确调节的步行中，接受视觉区投射的皮质运动区的活动通过脑干负责控制有意图的步行[4]。自发性步行开始和结束时，**辅助运动区**的活动增加，在随之而来的姿势维持作业中**运动前区**进行活动。来自大脑皮层的信号通过**大脑基底核**（黑质网状部：SNr）投射至步行诱发区。

在用猴子进行的实验中，即使第一运动区控制的下肢区没有被激活，也没有发现很严重的步行和姿势障碍，但若辅助运动区的下肢躯干区没有被激活，就会出现下肢关节屈曲、姿势前倾和姿势动摇，使步行变得困难[7]。从这一见解来看，辅助运动区的传出通路即皮质网状束通过脊髓与步行运动相关。也就是说，步行的神经系统与姿势控制系统的核心——皮层–纹状体–网状结构密切相关，在适应由步行带来的干扰以保持姿势的同时，适当地抑制姿势性肌张力（**停止站立**），进行步行运动。

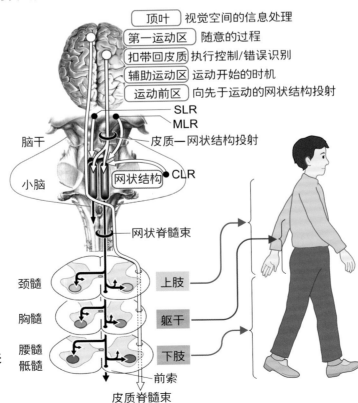

图 8-6 步行相关系统的整体视图

❷ 步行生成系统：步行诱发区 – 网状脊髓束系统

■丘脑底核步行诱发区（SLR）

在有关危险回避的逃避和生命维持的捕食等情感方面，伴随出现的步行诱发，从边缘系统和SLR投射至脑干，反射特定的步行模式，诱发肌张力亢进[4]。在动物实验中也发现，当电刺激丘脑底核时，会出现本能的、逃避的步行模式。

■中脑步行诱发区（MLR）

固定速度的步调维持和调节，以及随之产生的姿势调节，需要更自动的步行控制系统的参与[4]。MLR包括PPN（脚桥被盖核）和CNF（楔状核）。

PPN作用于网状脊髓束系统，降低姿势性肌张力，诱发步行启动的延迟和步行速度的降低。另外，**CNF**生成步调，启动步行。PPN负责的肌张力控制系统和CNF负责的步调生成系统在脊髓整合，通过驱动脊髓CPG表达步行动作。

大脑基底核的传出核黑质网状部时常处于MLR的控制之下。

■小脑步行诱发区（CLR）[8]

小脑损伤可以观察到步行失调，步行中的CPG信息的离皮质复制通过腹侧脊髓小脑束传送到小脑的顶核（FN）。小脑调节脊髓内的神经元活动，进行步行的前馈控制，同时将其传出至前庭神经核，参与步行接触地面时有节奏的伸肌群活动[9]。

神经成像研究表明，CLR和MLR之间存在联系[10]。因此可以认为，小脑的顶核在运动中将整合的身体信息通过脑干的姿势、步行相关区域及丘脑传送至大脑皮层[11]。

来自MLR和CLR的信号通过从延髓下行的网状脊髓束和脊髓CPG（左、右屈肌神经元和伸肌神经元的相互性结合），驱动步调生成系统和肌张力控制系统，诱发步行，并且感知来自末梢的感觉信息（肌肉张力和负重感觉），时常调节步调。

运动麻痹

感觉障碍

意识障碍

共济失调

肌张力异常

失认症、失用症

偏侧空间忽视

注意力障碍 执行功能障碍

姿势异常

步行障碍

精神、智力障碍

❸ 步行模式系统：中枢模式发生器（CPG）（图 8-7）

CPG 是通过末梢的感觉输入而自动地表达步行运动的脊髓神经回路。在末梢的感觉输入中，肌梭的感觉信息很重要。在步行中，感知不断变化的肌肉长度和张力，并将其传递给脊髓和上位中枢[12]。在步行的站立初期，对足部的负重会抑制屈肌的活动性，促进伸肌的活动。在站立后期，髋关节的屈肌和比目鱼肌被拉伸，伸肌被抑制以诱发下一次的迈步。另外，通过步幅和速度变化时足底输入的感觉，以及肌肉（特别是髋关节屈肌和小腿肌）牵张刺激的强度（时间），主要调节步行摆动（迈步）时的速度。CPG 在脊髓内通过介导神经元与左右运动神经元联系（**中间神经元**），表达左右交替的活动。

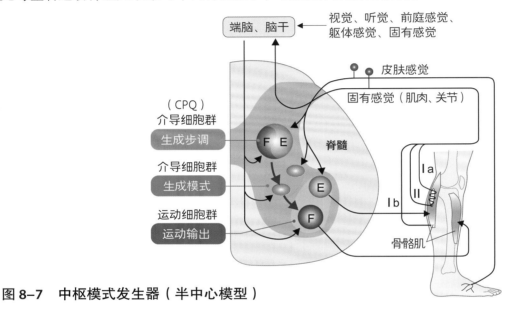

图 8-7 中枢模式发生器（半中心模型）

知识拓展

步行速度与牵张反射

CPG 受到大脑皮层和脑干神经核的强烈修饰作用，调节脊髓反射的兴奋性，负责步行节奏的生成和步行模式的形成[13]。例如，对步行中的比目鱼肌的兴奋性进行调查的结果表明，随着肌肉活动，**牵张反射**（H 反射）也增强（图）。可以认为，比目鱼肌为了适合步行时的重心移动和反作用力的制动，提高了反射水平的敏感度。如果步行速度加快，反而会抑制牵张反射，通过 γ - 环路提高来自肌梭的感觉活动。如果牵张反射水平一直很高，就会出现不谨慎的运动，导致无法控制运动。

这种脊髓反射的兴奋性变化可以推测为大脑皮层通过 CPG 改变了突触前抑制。也就是说，在以竭尽全力的速度步行时，其具有抑制不需要的反射、提高运动分解力的作用。

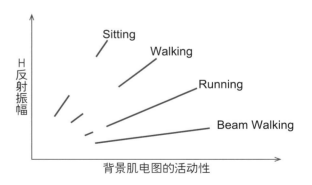

图 每个作业的 H 反射增益的变化

上图模式化地示出了运动作业依赖性的 H 反射增益的变化，背景肌电图量和 H 反射振幅的直线回归分析的结果。

〔小宫山伴与志：移动行动中的脊髓反射的役割．BRAIN and NERVE 62：1129-1137，2010〕

4. 观察步行相关区域的脑影像的方法

在此，我们通过脑影像对3个步行诱发区进行分析。

1 丘脑底核步行诱发区：SLR（图8-8）

丘脑底核位于间脑，在室间孔水平下可观察到位于前连合水平。正如其名，从冠状面来看，丘脑底核是位于丘脑正下方的核。在几乎相同高度的内侧有红核，其下部有黑质网状部。

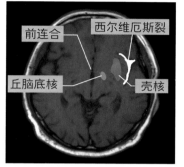

图8-8 前连合水平上的SLR

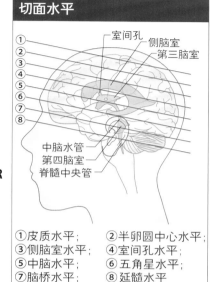

切面水平

①皮质水平；②半卵圆中心水平；
③侧脑室水平；④室间孔水平；
⑤中脑水平；⑥五角星水平；
⑦脑桥水平；⑧延髓水平

2 中脑步行诱发区：MLR（PPN & CNF）（图8-9）

MLR位于中脑被盖，相当于在五角星水平的附近。位于黑质网状部下方且在脑干背侧的下丘附近高度的腹侧区域存在神经组织。

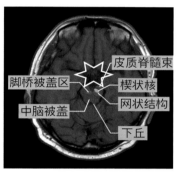

图8-9 五角星水平上的ML

3 小脑步行诱发区：CLR（顶核）（图8-10）

对于CLR，小脑顶核是其主要神经核。顶核是小脑髓质深部的小脑核之一，位于第四脑室小脑侧的正中附近。

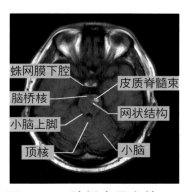

图8-10 脑桥水平上的CLR

运动麻痹

感觉障碍

意识障碍

共济失调

肌张力异常

失认症、失用症

偏侧空间忽视

注意力障碍 执行功能障碍

姿势异常

步行障碍

精神、智力障碍

步行中对力学能量的利用

两足直立步行利用的驱动力是由重力产生的惯性力和动量守恒定律引起的物理作用[14]。通过高效地转换通过重力获得的**势能**和**动能**，在保持**机械能恒定**的同时获得推动力（图1）。也有报告称，关于推进能量，例如在健康人的步行速度为 4.5 km/h 时，步行过程中，在重心上升和加速所需要的功中，约 65% 利用重力供给，剩余约 35% 依赖于肌肉活动产生的功[15-16]。也就是说，步行推进能量的大部分是通过重力利用完成的，健康人步行时所需的肌力是最大肌力的 25%[17]。

这种能量转换中重要的是站立初期（初期接触地面 ➡ 负重应答期）。在初期接触地面时，前向推动力会因足跟触地而减少。因此，为了不损失推进能量，足关节的运动收缩引起的小腿前倾运动（**足跟轴**）通过倒立摆形成重心移动的初速度，加速重心移动[18]（图2）。为了计算这样的钟摆运动所

产生的能量，必须确保作为旋转轴的髋关节的稳定，骨盆带–躯干的抗重力性肌肉活动也很重要。另外，躯干的肌肉活动还负责将动力设备产生的推进能量传递给质量中心的互通装置。

对于偏瘫患者，其重心能量利用率降低。脑卒中偏瘫患者的能量消耗增大的主要原因是，麻痹侧站立期重心位置下降[19]。站立期的膝反张和屈曲步行，站立后期的骨盆后退（髋关节伸展不足），迈开腿时足关节底屈消失等。另外，偏瘫患者常见的躯干低张力是导致流向互通装置的推进能量丧失的原因。因此，在偏瘫步行中，作为减少的推进能量的代偿，出现了躯干前倾的情况。

在以高效步行为目标的情况下，尤其需要明确推进能量在哪个时期受损，并需要对保持一定速度所需的推进能量进行补充干预。

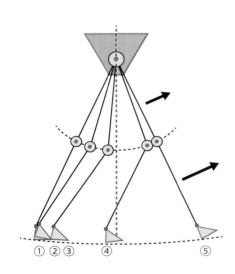

图 1　迈步：双摆模型

* 拉长—缩短周期（Stretch shorting cycle）：肌肉被拉伸时试图恢复原状的力量。

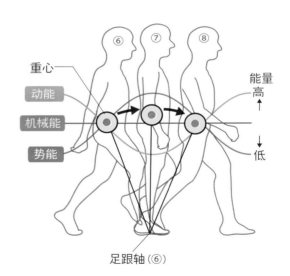

图 2　站立：倒立摆模型

因为动能和势能之和的力学能量保持恒定，所以才能获得高效的推动力。

①站立末期	通过髋关节屈肌和足关节底屈肌的SSC*开始屈曲运动的前阶段
②摆动前期	①的髋关节运动的基础上，再加上地板反作用力通过膝盖后方，使膝关节被动产生屈曲力矩，使膝盖屈曲。（摆动的初速形成）
③摆动初期	通过下肢的摆动运动，膝盖开始伸展［通过足背屈、足趾伸展，下肢的实际长度变短，确保脚趾间隙（toe clearance）］
④摆动中期	③中发生的伸展力矩有助于髋关节的屈曲
⑤摆动末期	摆动后期，在膝伸展的同时，通过髋关节伸肌和膝关节屈肌的活动来停止摆动，同时确保支撑脚的韧性
⑥站立初期——承重反应	在利用步行产生推进能量（动能）的同时，通过足跟轴或胫前肌的脚踝轴使小腿前倾，从而产生推动力
⑦站立中期	通过⑥使重心位置最高。动能减少，势能最高（力学能量的转换） ※开始步行的时候从这个时期向前方倾倒而得到推动力
⑧站立末期	在使用后置物柜的同时，通过势能产生的重心加速度达到最大，成为对侧站立的推进能量（与①相关）

运动麻痹

感觉障碍

意识障碍

共济失调

肌张力异常

失认症、失用症

偏侧空间忽视

注意力障碍、执行功能障碍

姿势异常

步行障碍

精神、智力障碍

5. 病例中常见的神经系统障碍和康复策略

■典型的临床表现

"开始走路时没有迈出第一步。"

"步态没有重复性，节奏也不固定。"

"只会集中精力看着下方步行。"

你是否遇到过这样的患者，开始走路的时候全身僵硬，怎么也无法向前迈步？在这样的病例中，因开始步行的姿势性肌张力难以调节而主要导致末梢的抗重力肌张力增强。

不能保持一定的步行节奏，导致动作模式混乱等，需要从发生器的系统中寻找康复策略。

病例 1 慢性硬脑膜下血肿导致帕金森综合征，步行困难的病例

■临床表现

基本信息 70多岁，女性。

诊断名称 慢性硬膜下血肿。

障碍名称 步行障碍，帕金森综合征，原发性震颤。

现病史 X年Y月Z日在自家中向后方跌倒。头部撞伤，意识变得混浊而紧急送至医院。虽然进行了内服药物治疗，经过观察，症状没有改善，于是实施了颅内血肿清除术。术后，症状逐渐减轻。为进行康复治疗，发病27d后转至康复医院。

主诉 "站不直。走着走着就会向前倾倒。"

运动功能

· 分离运动 BRS Ⅴ，全身的肌肉强直，出现铅管样的被动抵抗。动作缓慢，运动时有震颤。肌肉强直和震颤都见于两侧，但强烈出现在左侧。

· 四肢躯干出现伸展受限，但仍能保持放松姿势时的活动度，判断为紧张而非痉挛引发的活动受限。不过，足底屈肌在膝伸展位（右0°、左5°），活动度有所下降。

· 全身的肌肉力量减弱，2~3级（躯干为2级）。右手握力为8kg，左手为11kg。

认知功能

· MMSE：17分（满分30分）。尤其是定向障碍显著。

· JCS：Ⅰ-1。

· FAB：11分（满分18分）。

发现该患者有被害妄想症和攻击性言行，经常与其他患者发生纠纷。

ADL

- FIM：47分（运动24分，认知23分）。上肢运动时有震颤，摄食和更衣等自我护理时需要辅助。有尿意、便意。
- 换乘动作：需要部分辅助。
- 移动状态：坐轮椅需要部分辅助。
- 步行动作：中等辅助水平。
- 步行动作中的问题：冻结步态，右侧猛冲样步行，低重心（wide base），步行速度调节不良。
- 咀嚼功能下降，吞咽反射延迟，吞咽等级为7（进食细碎的粥）。

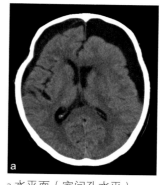

a.水平面（室间孔水平）

b.冠状面

图 8-11　受伤后的 CT 影像

■影像观察（图8-11）

病变从右侧额叶的中央前回附近沿大脑纵裂扩散，SPECT提示血流动力下降。

大脑基底核等区域未见损伤。

■系统障碍（图8-12）

本病例中，由于高级运动区的压迫，皮质网状脊髓束受到损伤，引起网状结构的功能障碍。

由于颅内压上升，大脑基底核的功能受损，阻断了对步行诱发区的投射，导致步行时的姿势控制变得困难，处于难以驱动发生器的情况。

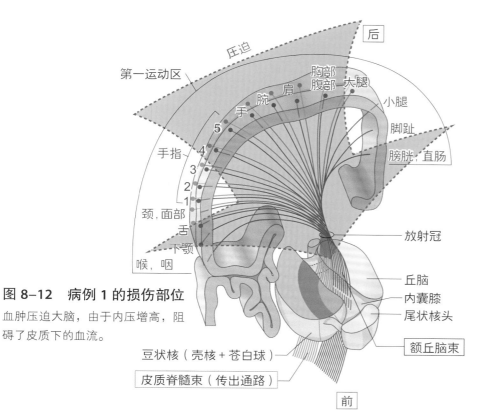

图 8-12　病例 1 的损伤部位

血肿压迫大脑，由于内压增高，阻碍了皮质下的血流。

硬膜下血肿与帕金森综合征

慢性硬膜下血肿引起帕金森综合征的机制[20]列举如下：①额叶脑桥束障碍；②对基底核的直接压迫；③颅内压增高的结果，循环障碍累及基底核引起功能障碍。

■评价的要点（观点）

●首先能站立吗？

人必须站立才能行走。不仅仅只是"站"，连同有节奏的肢体运动，都需要控制维持头颈部、躯干、上下肢调节的肌张力[21]。若为了保持姿势，使用随意运动系统，就不可能发挥发生器的系统功能。

在本病例中，由于主要是在足底屈肌"猛烈收缩"的状态下站立，所以重心向后偏移，为了弥补这一缺陷，需要弯曲躯干来保持平衡，因此无法快速站直。

●具备步行的身体功能吗？

步行需要一定的肌力、关节活动度和持久力等身体功能。一般的步行，作为髋关节和膝关节等移动的活动度，如**图8–13**一样的关节角度是必需的。另外，肌力MMT为3级，也就是说，如果没有只抗自重而活动的肌力，即使发生器系统驱动，也不会存在输出。

肌肉感觉也是驱动系统的重要信息来源。如果肌肉的软组织缩短，黏滞性降低，就无法获得确切的感觉输入。请事先确认肌肉的状态。

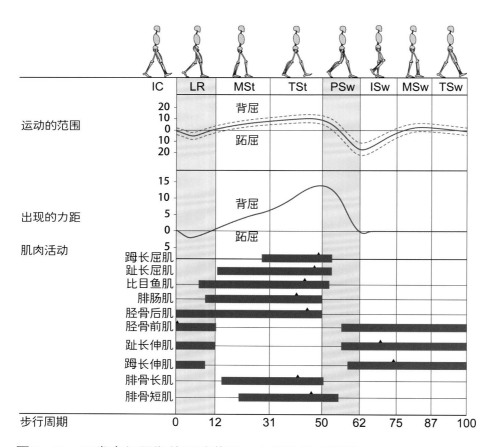

图8–13　正常步行周期的运动范围、力矩和肌肉活动

〔月城慶一，他（訳）：観察による歩行分析. p54，医学書院，2005〕

■康复策略

对于步行，首先，神经系统本身会发生重建。不仅如此，因步行运动被诱发，针对功能不全的肌力或关节活动度、姿势控制策略、末梢的感觉信息处理等步行相关的身体功能，边思考这些边进行高强度的训练。可以说，"要治疗步行，步行是最合理的方法"。在此基础上，根据病例的特征训练步行障碍的要因（构成要素）。

●停止站立

步行的开始是"停止"站立。身体受到来自大脑皮层和步行诱发区的投射，通过抑制姿势性肌张力，从而开始步行。"继续"站立的时候，是还没有做好步行准备的状态。

帕金森病的冻结步态，是由于大脑基底核的障碍，不能"摆脱"姿势性肌张力而经常"停止"而引起的。偏瘫（特别是伴随壳核损伤）也一样，不仅是麻痹侧，非麻痹侧也不能控制，不能"摆脱"肌张力。

在从起立到落座的作业中，最好学会调节姿势性肌张力。

●确认开始步行时的肌肉活动情况（图 8-14）

开始步行时，如果迈开腿，支撑侧下肢的外展力距会减少，腓肠肌的活动会降低，从而产生重心前移的动作[22]。为诱发步行模式和步调，需要具备来自足底的负重感觉，以及由于髋关节伸展引起的髂腰肌和比目鱼肌等的牵张刺激[23]。这些感觉信息成为CPG的导火线，唤醒负责向迈步期移动的髋关节屈肌群的活动[5]。也就是说，若不能以一定的速度和步幅步行，那么作为步行自动化基础的CPG机能则没有发挥作用。

如果以动态步行为目标，就需要利用站立期的倒立摆模型和迈步期的双摆模型，以一定速度进行步行练习（参照知识拓展 ➡ 186页）。

●从静态步行向动态步行的展开

根据重心转移的特性，步行分为静态步行和动态步行。

静态步行是指如③动作步行一样，首先停止重心向前移动的步行。不利用重力加速度，"一步一步前进"的意象。

动态步行是指像②动作步行一样，经常伴随着重心向前移动的步行，利用向前方的推力产生的动能（参照知识拓展 ➡ 第186页）。

在静态步行中，提高姿势的系统即网状脊髓束（促进系统）是很重要的；在动态步行中，需要降低姿势紧张的系统即步行驱动系统。同样是"步行"，系统完全不同。

运动麻痹

感觉障碍

意识障碍

共济失调

肌张力异常

失认症、失用症

偏侧空间忽视

注意力障碍 执行功能障碍

姿势异常

步行障碍

精神、智力障碍

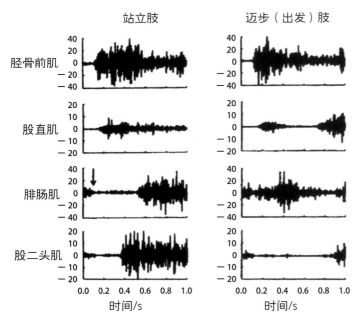

站立肢　　　　　　迈步（出发）肢

胫骨前肌

股直肌

腓肠肌

股二头肌

时间/s　　　　　　时间/s

图 8-14　开始步行时的下肢肌电图（Elble等，1994）

↓从腓肠肌的活动下降开始。

　　根据目标的步行形态是静态步行还是动态步行，康复策略会有很大变化。静态步行是以"静止"为基础的重心移动，干预的中心是稳定的；动态步行是以"重心偏离前方"为基础的连续运动，要求不能停止。

　　本病例从早期活动水平的扩大和跌倒风险的角度考虑，因此从实用且实际的静态步行开始。提高站立位姿势性肌张力的调节能力和动态平衡能力的同时，在获得一定程度的运动模式下，制定逐渐向有节奏的动态步行过渡的康复策略。

　　上下肢交替有节奏地运动和与之相伴随的感觉输入，成为重新获得步行功能的有力手段[13]。在步行节奏的基础上加以上肢的摆动，有可能诱发步行的神经系统[24]。积极地摆动上肢，也可能成为促进下肢肌肉活动的提示。

●不能开始步行吗？节奏乱了吗？动作不能转换吗？

　　说到步行障碍，即使在开始行走和相应稳定的情况下，还是会出现像冻结步态那样行走笨拙、毫无节奏、手脚动作变得混乱等各种各样的情况。在什么样的场合和时间下症状会出现（或变得恶化），观察此特征来选择作业。

●选择作业

❶开始步行时，关闭支撑性的肌张力

　　为了开始走路，做重心转移的练习。最初，利用双杠或墙壁等获得安全感。在此过程中，扩大重心制动的自由度，调整躯干和麻痹侧下肢（特别是小腿三头肌）的紧张程度。**图8-15**是在后方放置固定物，抬高座位，降低过度的支撑性活动要求，抑制小腿三头肌的紧张。

❷动态的步行练习（高强度步行练习）（图8-16）

高强度的步行练习是利用跑步机循序渐进地增加速度（强度），将速度控制在舒适步行速度的20%~30%，由此来激活CPG，从而获得步行所需的肌肉活动输出和模式的方法。适当的强度不仅能取得促通效果，还有抑制多余的代偿和过度紧张的作用。

此外，在《脑卒中手册》（2015年第一次印刷，2019年再版）中，推荐减重步行训练系统作为改善脑卒中患者步行的方法（等级B）。

❸通过听觉刺激协助步行节奏

帕金森病的冻结步态和视觉听觉刺激对**矛盾性运动**（kinesie paradoxale）具有启发。

冻结步态是由于步行诱发区的上位中枢的辅助运动区活动下降，导致很难发现内发性的运动，从而不能抑制姿势性肌张力[25]。通过视觉产生**线索**（**cue**），使用从顶叶后部到外侧运动前区的神经网络（图8-17），可以更容易地驱动步行程序[26]。

这种步行系统障碍也会由偏瘫患者的发生器系统损伤和姿势控制系统损伤引起。灵活利用这些线索，成为诱发步行模式的一种手段。视觉性线索对步行诱发是有效的，重点是视觉注意容易忽视对外部环境的注意（图8-18）。听觉线索如来自声音的信号和目标物自身的声音等，有利于联想到实用性的运动表现的线索，笔者也经常使用。

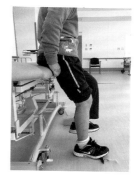

图 8-15　高坐姿缓解小腿三头肌紧张

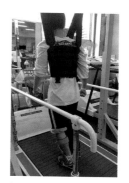

图 8-16　使用减重步行训练系统进行高强度步行练习

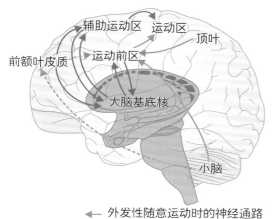

← 外发性随意运动时的神经通路
← 自发运动时的神经通路

图 8-17　外发性随意运动网络

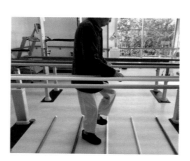

图 8-18　利用外部刺激（视觉）的步行练习

把跨越的彩色棒作为步行的线索

❹步行辅助设备的应用（图 8-19）

通过部分代偿步行运动所需的身体功能，可以调节步行作业的难易度。例如，有报告显示，偏瘫患者佩戴臂带后，可以延长麻痹侧的单脚支撑期，提高舒适步行速度，缩短两脚的支撑期[27]，增加对麻痹侧下肢的负重[28]。

最近，机器人和肌电图辅助型功能性电刺激等作为帮助正确运动和肌肉活动、提高学习效果的设备，其开发不断取得了进展。

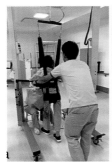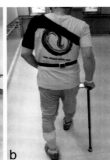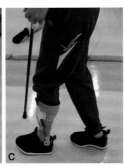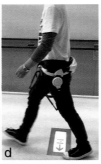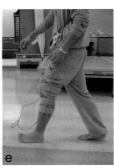

图 8-19　步行辅助装置的种类

a. 使用减重装置的早期步行训练（Biodex Medical System 公司生产的安威系统）

b. 上肢矫形器的灵活运用（奥托·博克公司生产的オモニューレクサ®）

c. 足踝矫形器的活用（太平洋供应公司生产的 gate solutions design®）

d. 利用机器人设备的步行练习（本田技研工业株式会社生产的 Honda 步行辅助）

e. 并用功能性电刺激疗法的步行练习（オージー技研株式会社生产的 IVES）

在这种为了步行重建而使用干预策略和装置设备的基础上，重要的是要尽可能早导入，阶段性地脱离，正所谓准备"出口策略"。这种方法说到底是确立步行模式或给予步行的契机。在关注根本的肌力、活动度、平衡策略、认知功能等要素的同时，重要的是将其与实践的作业联系起来。

■病程

·入院初期出现的硬膜下血肿逐渐被吸收，震颤和步行障碍得到改善。

·能在室内独立行走，还能在室外 2~3 km 范围内拄着拐杖行走。FIM23 分。

·认知功能随着运动功能的改善而提高，最终 MMSE 获得了 30 分。

·病房内 ADL 的生活管理达到了自立水平。

·摄食功能得到改善，日常进食没有问题。

引用文献

[1] Brown T G：Decerebrate cat Movie, 1939, in Video：The basal ganglia and Brainstem Locomotor Control, E, Garcia Rill, 1989

[2] 大村優，他：縫線核セロトニン神経による情動調節機構—不安と恐怖の神経回路を分離して理解する．日薬理誌 149：27-33, 2017

[3] 本間研一（監修）：標準生理学 第 8 版．p 335, 医学書院, 2019

[4] 高草木薫：歩行の神経機構 Review. Brain Medical 19：307-315, 2007

[5] 河島則天：歩行運動における脊髄神経回路の役割．国立障害者リハセ研紀 30：9-14, 2009

[6] 高草木薫：運動麻痺と皮質網様体投射：ニューロリハビリテーションにおけるサイエンス—臨床と研究の進歩．脊髄損傷ジャーナル 27：99-105, 2014

[7] 森大志，他：歩行における大脳皮質の役割．BRAIN and NERVE 62：1139-1147, 2010

[8] Takakusaki K, et al：Brainstem control of locomotion and muscle tone with special reference to the role of the mesopontine tegmentum and medullary reticulospinal systems. J Neural Transm (Vienna) 123：695-729, 2016

[9] 柳原大：歩行の制御における小脳機能．BRAIN and NERVE 62：1149-1156, 2010

[10] Muthusamy KA, et al：Connectivity of the human pedunculopontine nucleus region and diffusion tensor imaging in surgical targeting. J Neurosurg 107：814-820, 2007

[11] Çavdar S, et al：Cerebellar connections to the rostral reticular nucleus of the thalamus in the rat. J Anat 201：485-491, 2002

[12] 河島則天：歩行運動における脊髄神経回路の役割．国立障害者リハセ研紀 30：9-14, 2009

[13] 小宮山伴与志：移動行動における脊髄反射の役割．BRAIN and NERVE 62：1129-1137, 2010

[14] 蜂須賀公一：歩行力学の基礎としての受動的動歩行．システム／制御／情報 48：393-398, 2005

[15] 小宅一彰，他：高齢者の歩行における重力の利用を低下させる原因．理学療法学 37：70-77, 2010

[16] Cavagna GA, et al：The sources of external work in level walking and running. J Physiol 262：639-657, 1976

[17] 月城慶一，他（訳）：観察による歩行分析．p 88, 医学書院, 2005

[18] ノイマン キルスティン・ゲッツ，他：観察による歩行分析—筋活動とバイオメカニクス．総合リハ 34：107-116, 2006

[19] 井上靖悟，他：力学的エネルギー変換率の歩行効率指標としての妥当性 - 脳卒中片麻痺患者および健常者における検討．総合リハ 43：1049-1054. 2015

[20] 杉江正行，他：症例報告：慢性硬膜下血腫に伴うパーキンソニズムの 1 例．BRAIN and NERVE 58：783-878, 2006

[21] 高草木薫：歩行の神経機構 Review. Brain Medical 19：307-315, 2007

[22] 関谷昇：歩行開始の制御．理学療法科学 16：139-143, 2001

[23] Pearson K G：Role of sensory feedback in the control of stance duration in walking cats. Brain Res Rev 57：222-227, 2008

[24] Kawashima N, et al：Shaping appropriate locomotive motor output through interlimb neural pathway within spinal cord in humans. J Neurophysiol 99：2946-2955, 2008

[25] 井関一海，他：脳機能イメージングによるヒト歩行制御メカニズムの解明—大脳基底核皮質回路の役割を中心に．BRAIN and NERVE 62：1157-1164, 2010

[26] 高草木薫：大脳基底核の機能；パーキンソン病との関連において．日生誌 65：113-129, 2003

[27] Yavuzer G, et al：Effect of an arm sling on gait pattern in patients with hemiplegia. Arch Phys Med Rehabil 83：960-963, 2002

[28] Stefan H, et al：A new orthosis for subluxed, flaccid shoulder

运动麻痹

感觉障碍

意识障碍

共济失调

肌张力异常

失认症、失用症

偏侧空间忽视

注意力障碍 执行功能障碍

姿势异常

步行障碍

精神、智力障碍

终章　脑损伤后的恢复理论

① 脑损伤后的恢复理论：神经的可塑性与重建

脑损伤后的恢复机制遵循**赫布定律**。也就是说，突触连接会根据使用频率发生变化，这是一种**经验依赖的可塑性**（experience-dependent plasticity）。同时，脑损伤后，还会出现神经系统在发育阶段发生的**重建**（reorganization），并伴随神经网络结构（structural）与功能（functional）的重建[1]。

诱导神经网络重新形成的**神经可塑性**（通过形态变化和功能变化使突触传递效率发生改变的能力）有4种机制（**图1**）。反复使用的神经突触的结合以及神经传导的效率会得到强化。这一过程导致学习的强化，是受损功能初级恢复的背景依据。相反，那些未被使用的神经突触和神经细胞会消失（这种现象被称为"**神经的修剪**"）。因为偏瘫等原因无法使用的控制肢体的脑区，由于**习得性废用**（non used learning）会促进突触的修剪。

当神经网络发生变化时，大脑的功能结构发生改变，大脑皮层的功能地图也会被重新组织（**图2**）。这种大脑皮层的**重塑**（remapping）依赖神经活动，受损部位的周边区域与未受损的相邻组织之间为争取领地会相互竞争[1]。

> **赫布定律：**
> 当神经元 A 的轴突信号传导非常接近于激发神经元 B 的兴奋时，在反复或持续的激发过程中，AB 中的一方或双方会发生一些生长过程或代谢变化，作为激发神经元 B 的细胞之一，神经元 A 的效能会提高。

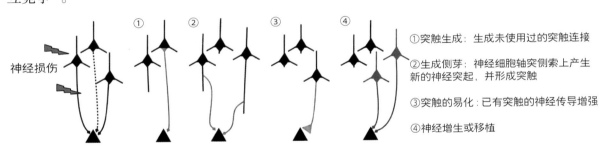

①突触生成：生成未使用过的突触连接

②生成侧芽：神经细胞轴突侧索上产生新的神经突起，并形成突触

③突触的易化：已有突触的神经传导增强

④神经增生或移植

图 1　突触的可塑性

〔西条寿夫，他（監修）：リハビリテーションのためのニューロサイエンス―脳科学からみる機能回復. p 16，メジカルビュー社，2016〕

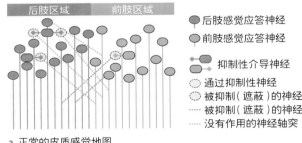

a. 正常的皮质感觉地图

- 后肢感觉应答神经
- 前肢感觉应答神经
- 抑制性介导神经
- 通过抑制性神经
- 被抑制（遮蔽）的神经
- 被抑制（遮蔽）的神经轴突
- 没有作用的神经轴突

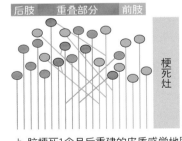

b. 脑梗死1个月后重建的皮质感觉地图

- 对前肢、后肢都应答的神经

图 2　大脑皮层地图的重建

〔西条寿夫，他（監修）：リハビリテーションのためのニューロサイエンス―脳科学からみる機能回復. p 16，メジカルビュー社，2016〕

通常，大脑皮层区域具有固定的功能定位，刺激不会向相邻区域外溢。但是，当特定区域不再被使用时，与邻近区域**重叠**的突触会使地图发生变化。有佐证这一现象的真实案例存在，那就是截肢的患者。

上肢截肢的患者在梳头时，由于头皮受到刺激，有时会产生"手长出来了"的错觉。截肢初期这种感觉尤为明显，但随着时间的流逝会逐渐消失。这是由于截肢导致对皮层感觉区控制的上肢区域的刺激无法传达。邻近的头皮区域的扩张，可以导致重叠的神经元刺激原本存在于上肢区域的神经细胞而出现幻肢现象。然后，随着神经逐渐被修剪，幻肢会消失。关于这类病例的报告，神经学家拉马钱德兰博士在《脑中魅影》一书中有过记载，不过，在实际的临床中却不是特殊的例子，根据大脑的神经特性来看，可以说这类症状是必然的[2]。

从这样的例子中，可以窥见大脑柔软性中富有的可塑性。而且，人们现在认为采取康复治疗，可以通过重建神经来改善脑功能。

知识拓展

脑卒中急性期恢复的影响因素

在脑损伤后的急性期，由于梗死和血肿会导致血流动力学恶化。脑梗死发生时，梗死部位周围区域的血流量下降，出现半暗带（图1）；脑出血时，血肿周围的组织受到压迫，会陷入血阻滞状态（图2）。缺血状态延续的部位有引起坏死并扩大损伤范围的风险。

在急性期，可以通过适当的脑血流再灌注，例如改善脑水肿和血管痉挛，摆脱神经机能联系不能等方式，恢复神经的功能活动（表）。同时，可逆的大脑变化也可以引起功能恢复[3]。综上所述，急性期的恢复大多依赖脑的可逆性及局部性过程，而恢复期以后的功能恢复机制主要依靠神经的可塑性，特别是与中枢神经的重建有很大关系[3]。

脑梗死   脑出血

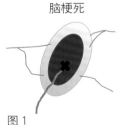 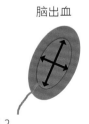

图1
梗死血管周围的半暗带依靠附属分支避免了完全坏死。

图2
出血引起的血肿压迫周围组织，使循环状况恶化。

表　脑卒中急性期的功能恢复机制

► 脑水肿的改善

► 血肿的吸收

► 脑血管痉挛的改善

► 神经机能联系不能的改善

2 神经重建的康复要素

此处将为读者介绍一项成为近代康复医疗基石的著名实验[4-5]。

此实验是在松鼠猴身上进行的，是利用电刺激的方式人工使松鼠猴处于与脑梗死患者相同的状态。为了让松鼠猴成功地从小洞里取出饵料，每天对麻痹手进行数百次训练，直到松鼠猴取出饵料为止。结果发现，在进行训练的松鼠猴中，控制手和手关节的第一运动区比不进行训练的松鼠猴扩大了。在此之前，虽然训练可以在一定程度上改善机能已经是众所周知的经验之谈，但这项实验明确了训练导致的运动区变化是功能恢复的主要原因（**图3**）。

通过改变取饵孔洞的大小，研究人员发现，在使用足够手部穿过的大孔进行训练时松鼠猴的皮质区没有明显的变化。也就是说，过于简单的任务无法诱导皮质功能地图的重构，提示了有难度的运动学习对于获取运动能力的必要性。

根据此类实验可以得出，应尽可能多地进行难度稍高的训练。也就是所谓的**高强度（高难度）、高频度训练**。另外，进行需要运动学习的**任务特异**的训练，也会带来大脑功能地图的改变[6]。医学界普遍认为，这是由于在重新学习动作模式的过程中，往往涉及一些运动模式和运动顺序，而"模式发生器"等神经机制的活动只有在特定任务中才能获得。

近年来，**任务导向型训练**（task-oriented training）作为物理治疗及职业治疗的干预模式备受关注，其理念是让研究对象主动利用障碍部位解决问题，从而运用障碍部位获得新的运动技能[7]。

3 重塑、通路替代、功能代行

这种重建发生在相对轻度脑损伤的情况下，梗死周围具有类似功能的组织会参与功能的恢复。常见于相对轻度脑损伤后的恢复过程。另外，大范围的脑损伤后，除了邻近区域发生**结构重塑**（remodeling）外，在对侧半球这样距离较远的区域，具有类似功能的组织也可能参与其中[1]。

近年来有人指出，重塑代偿通路可能有利于功能的恢复。例如，红核脊髓束被认为是健康成人的退化结构[8]，如果皮质脊髓束受损导致随意运动出现障碍，红核脊髓束就会成为其替代通路。此外，有报告指出，通过后期集中的康复训练可以增强红核脊髓束，这也是运动功能恢复的主要原因（**图4**）[9]。报告还指出，在网状脊髓束[10-11]和皮质脊髓前束中也发生过类似的代偿性神经重塑。

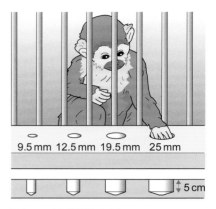

图3　松鼠猴实验

提高神经重建训练的三大要素：①高强度；②高频率；③任务特异性。

任务特异性：并非指训练的要素（功能等），而是通过详细划分与任务直接相关的训练，促进训练向实际问题泛化的特性。

重塑：改变形态重新构建。与重建（reorganize）不同。

在脑损伤恢复过程中，常伴随着由其他区域代替行使受损区域功能的**功能代行**（vicariation）。在健康人和脑卒中患者模型（右侧偏瘫）中，使用fMRI对手部活动时的神经活动进行了测定，结果显示，在脑卒中患者模型中，同侧运动区域的神经活动与麻痹手的活动相关，显示出有显著差异的活化现象。然而，在非麻痹侧活动时以及在健康人模型中，并没有观察到同侧运动区活化的现象（图5）。由此可见，损伤后，手部活动的功能恢复是由同侧的皮质运动区域进行功能代行的。

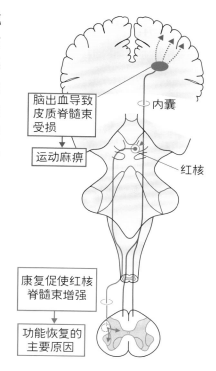

图4　红核的代偿通路

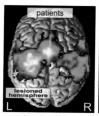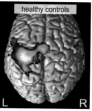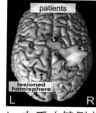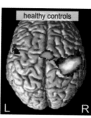

a. 右手（患侧）活动时　　b. 左手（健侧）活动时

图5　右侧偏瘫患者（左）和健康者（右）手指活动时的皮质运动区fMRI 影像

健康者中，在运动侧和对侧的皮质运动区中可观察到神经活动；在偏瘫患者中，麻痹肢体在恢复过程中，只有在活动麻痹手（右侧）肢体时，才能观察到双侧的神经活动。这便是对侧区域代替损伤区进行功能代行的一个例子。

〔Grefkes C, et al: Reorganization of cerebral networks after stroke. Brain 134: 1264-1276,2011〕

④ 对非麻痹侧的影响

对损伤半球同侧运动功能的影响也是不能忽视的。大部分（90%~95%）锥体束（皮质脊髓侧束）通过锥体交叉沿相反一侧的脊髓侧索下行，其余的不交叉，成为沿前索下行的皮质脊髓前束[2]。由此可以预测，损伤半球同侧自然也会受到运动传出低下等方面的影响。实际上，当锥体束受损时，即使在还没出现废用的急性发病期，非麻痹侧的肌张力也会下降60%~90%[13]。据报道，即使肌张力没有下降，精细操作能力也会降低[14]。由于非麻痹侧的传出低下，会导致平衡障碍和运动时的困难度增加，引起麻痹侧的联合反应，并减弱对肢体的可操作性。这些发现提供了运动疗法的构想。例如，**积极利用麻痹肢体**或使用双侧的上下肢进行的**双侧性运动**等疗法。另外，进行动作时，掌握**包括非麻痹侧在内的全身性活动**也很重要。

5 神经机能联系不能（Diaschisis）

脑卒中后的功能恢复由远离病变区域的大脑结构补充，一般认为**神经机能联系不能**（Diaschisis）在脑卒中的恢复过程中发挥着重要的作用[15]。

原本，"diaschisis"这个术语是由 von Monakow在1914年为了描述与聚焦的脑病变区域远隔的神经生理学变化而创造的词汇。

在随后的几十年里，这一概念在尝试描述无法完全说明的病变症状和体征方面，引起了大家广泛的兴趣，而原始的成像技术无法将神经机能联系不能作为病变捕捉到。因此，在主流的临床神经科学研究中，这一概念逐渐消失。

但是，最近由于新成像技术和分析方法的开发，被定义为在结构和功能上联系性发生变化的新类型的神经机能联系不能变得有迹可循，特别是在脑卒中后的运动神经网络及注意神经网络中再次受到瞩目（**图6**）。**神经调节疗法**等以远离病变区域及非焦点的神经生理学变化作为康复策略的靶标，是新型治疗理念[18]。

这种理念也可以运用到临床中的运动疗法中。通过激活受损区域和相关区域的神经活动，可以制定出赋活损伤区域的策略。为此需要我们充分了解大脑的神经系统和神经网络。

> 神经调节疗法：
> 指通过电、磁刺激或药物治疗，可逆性调节神经活动的治疗[17]。包括深部大脑刺激（DBS），经颅磁刺激（TMS），经颅直流电刺激（tDCS）等方法。

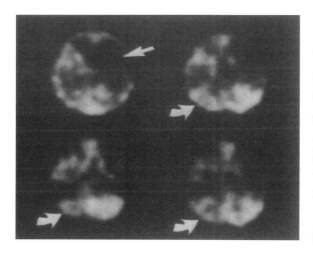

图6　左侧大脑中动脉区域脑梗死病例的 PET 影像中可见的 diaschisis 图像

不仅是左侧大脑皮层的梗死灶区域，没有直接损伤的右小脑也呈现代谢降低的现象。

这种在损伤半球和对侧的小脑出现功能性代谢降低的现象称为交叉性小脑机能联系不能（cross cerebellar diaschisis,CCD）。CCD在脑卒中发病后几小时内出现，几天内消失，但代谢障碍迁延时，也有可能引起不可逆的病变。幕上发生病变的颅脑损伤患者中，有 1/3~2/3出现CCD[16]。

〔Pantano P, et al：Crossed cerebellar diaschisis further studies. Brain109：677-694, 1986〕

6 半球间抑制解除

大脑半球间通过胼胝体始终保持着相互抑制的关系以平衡左右脑的神经活动。这种神经机制被认为有利于运动输出和信息处理的顺利进行，被称为半球间抑制（interhemispheric inhideletebition，IHI）（**图7**）。

但是，如果由于脑损伤导致一侧大脑半球的活动性下降，这种半球间抑制的平衡就会被打破，相对地，非损伤一侧半球的活动性就会提高。非损伤侧的神经活动增强会进一步抑制损伤侧的神经活动，进而陷入过度活跃的状态。有报道称，将健康人的上肢用吊带固定10 h，也会出现同样的抑制现象[19]。

这不仅是脑损伤的一次影响，一旦出现偏瘫动作将依赖于非麻痹一侧，由于对非麻痹侧的过度使用（行为适应不良），会发生不良的可塑性重建，成为恢复的阻碍因素。另外，同样有助长IHI在内的半球间兴奋性不均衡的风险。这可能会再次成为麻痹侧恢复的后期阻碍因素（**图8**）。因此，减少非损伤半球的过度兴奋，可以恢复IHI平衡，改善损伤侧的感觉运动功能。这样的不均衡与偏侧空间忽视和失用等病态也有关系[20]。

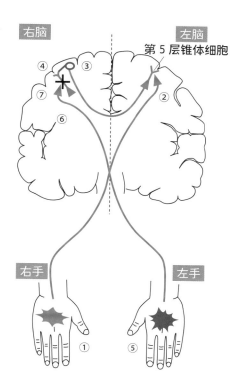

图7　半球间抑制

① 刺激 ⭐ 右手。

② 刺激的信息首先到达左脑躯体感觉区的新皮质，并激活第5层锥体细胞。

③ 兴奋的第5层锥体细胞通过胼胝体向对侧的右脑投射，激活表层的抑制性神经元。

④ 抑制性神经元向脑内释放抑制性神经递质 GABA，抑制位于右脑体感区域的第5层锥体细胞树突的活动。

⑤ 刺激 ⭐ 左手。

⑥ 刺激的信息同样会到达位于右脑躯体感觉区的第5层锥体细胞。

⑦ ④中描述的树突的活动已经受到抑制，所以第5层锥体细胞无法得到充分激活。

〔基于 https://www.riken.jp/press/2012/ 20120224_2/以及 Lucy M. Palmer, Jan M. Schulz, Sean C. Murphy, Debora Ledergerber, Masanori Murayama, Matthew E. Larkum. : "The Cellular Basis of GABAb-Mediated Interhemi-spheric Inhibition"Science 24；335(6071)：989-93, 2012. 10.1126/science.1217276 改编〕

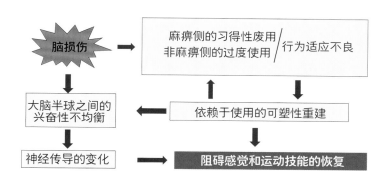

图8　脑损伤对躯体感觉和运动皮层的影响

由于脑损伤，会引发大脑半球间的兴奋性不均衡。与此同时，身体活动也会陷入麻痹侧的废用或非麻痹侧的使用过度。如果运用身体的频率不均衡，大脑活动就会基于不均衡的兴奋性进行重建，最终阻碍感觉和运动机能的恢复。

〔基于Xerri C, et al: Interplay between intra-and interhemispheric remodeling of neural net- works as a substrate of functional recoveryafter stroke: adaptive versus maladaptive reorganization. Neuroscience 283：178-201, 2014制作〕

7 另一种康复策略：行为代偿

提到康复策略的基础，首先能举出的例子便是**使用依赖的可塑性**，它通过高频度地运用受损系统来达到神经重建的目的。但是，由于损伤程度和发病时间等因素，依然有这一策略无法达到恢复效果的情况存在。如果不突破这一问题，患者的生活功能就无法恢复。作为此时的恢复策略，包括动作的代偿手段和行为模式再学习等促进**行为代偿**获得的策略（图9）。

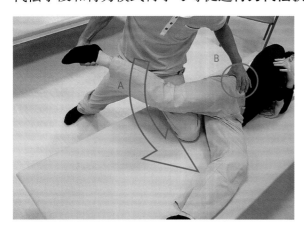

图9　下肢无法随意运动时诱导复合屈曲

在稳定骨盆的状态下，给予股关节屈肌群伸张刺激，紧接着促进其屈曲（A）。这时，寻求腹部肌群的同时收缩。在随意性较低的情况下，即使允许骨盆和躯干向前旋转（代偿），也要寻求下肢活动的感觉（运动的意识）（B）。配合随意运动的出现，在抑制骨盆代偿运动的同时，诱导远端肢体的分离运动，然后再进行单一关节活动等训练。

●应推进功能恢复还是探索代偿策略？

对治疗师来说，"代偿"是阻碍功能恢复的主要原因之一。而功能恢复和代偿策略往往被视为悖论（互相矛盾）。的确，在功能恢复顺利进行的阶段（急性期等），**过度**的代偿会助长IHI，导致错误的神经网络构建，成为功能恢复的阻碍因素。

但是，**代偿**原本就是起到弥补缺失的功用，是迫不得已时使用的手段。而最小限度的必要代偿，可以增加日常生活的活动量，提高包括非麻痹侧在内的运动功能，成为功能重建的跳板。这就需要在避免陷入过渡模式的同时调整代偿，在运动的流程（方法）上下功夫以引导患者获得必要的运动要素。当然，根据恢复的时期和损伤部位的不同，判断也会有所不同，因此应该在做好预后预测的同时，根据治疗的开展，利用代偿策略为功能恢复奠定基础。

●对下肢随意运动进行干预的例子

例如，在随意运动功能障碍的情况下，首先要从脑影像中了解运动区和皮质脊髓束的损伤情况，然后观察患者对实际操作和干预的反应，并确定应该以恢复损伤途径为主，还是以促进代偿途径的利用为主。

· 第一选择（first choice）：积极利用损伤通路的功能，通过神经重建寻求恢复的可能性。特别是在发病早期，要积极进行随意运动，诱导出由损伤导致的出现障碍的反应。

· 第二选择（second choice）：运动麻痹症状严重（BRS Ⅰ～Ⅱ），很难诱发随意运动时，可灵活运用作为皮质脊髓束代偿通路的皮质网状束。以骨盆、肩胛骨等四肢近端肌，以及躯干肌等姿势控制肌为起点进行运动，以促进上下肢的随意运动（图9）。利用由运动带来的感觉信息诱发运动知觉（自主活动身体的感觉，清楚何处发力可以活动某处的肢体），在掌握随意运动的线索后，就可以逐渐引导远端肢体的随意运动和分离运动。

8 脑损伤后恢复运动功能的干预手段

基于这些脑损伤后的恢复理论，目前正在研究并开发以恢复运动功能为目的的各种干预手段（表1）。

表1　脑损伤后恢复运动功能的干预手段的内容和目的

干预手段	内容和目的
综合方法	利用基于各种理论方法的疗法中的构成要素
运动学习	以运动学习理论为背景，以反馈和基于实践的认知学习为主体的手段
神经生理学方法	基于神经生理学知识及理论的各种疗法
双侧训练	利用双侧上肢的训练手段
生物反馈法	结合地面反作用力和重心摆动计来利用视觉反馈的疗法
强制性运动疗法	束缚非麻痹侧上肢，让麻痹侧上肢重复完成特定任务的干预手段
肌电图生物反馈	利用表面肌电图对肌肉活动进行视觉反馈
机械辅助行走训练	佩戴机械设备进行步行练习
电刺激疗法	对末梢神经进行电刺激
健身训练	改善肌肉力量和心肺功能等身体适应性的结构化运动疗法
高强度疗法	运动量超负荷的干预手段
运动姿态的心理练习	身体活动的认知练习
移动平台（平衡台）训练	在晃动的平台上练习对外界干扰的应对
重复任务练习	针对一个明确的功能性任务，在一定时间内完成一系列运动的练习
律动的步行刺激	利用听觉线索（节拍器）和视觉线索（目标物）优化运动的时机
机器人工程学※	利用机器人，针对重复性高强度任务进行专门练习
辅助矫形器	常用于减轻痉挛和疼痛，改善功能性运动，预防挛缩和水肿等多个临床目的
辅助减重的跑步机步行训练	利用能够支撑一部分体重的跑步机进行步行训练，以提高任务特异性训练的量
步行辅助工具	使用手杖和助行器等工具，增加站立和行走时的稳定性

※注：研究机器人的构造、行动、管理及维持的工学领域。
〔基于 Langhorne P, et al：Motor recovery after stroke：a systematic review. Lancet Neurology 8（8）：741-754, 2009 制作〕

虽然研究人员已经对这些疗法进行了效果的比较和验证，但由于其应用目的、对象及条件各不相同，所以需要留意各自的使用方法。此外，临床应用中还需要掌握依据目的区分使用这些干预手段的技能。为此，有必要明确治疗对象的问题，同时牢牢把握治疗方法的理论背景和概念。另外，了解治疗对象更容易接受何种干预措施也是选择治疗方法的重要因素。至少到目前为止，还没有确立万能的治疗方法。因此，根据患者的受损系统等实际情况选择有针对性的治疗方法，才是最好的康复策略。

引用文献

[1] Murphy T H, et al：Plasticity during stroke recovery：from synapse to behavior. Nature Reviews Neuroscience 10：861-872, 2009

[2] V・S・ラマチャンドラン, 他（著）, 山下篤子（訳）：脳のなかの幽霊 初版. 角川出版, 1999

[3] 奈良勲（監修）：標準理学療法学専門分野　神経理学療法学 第 2 版. p 26, 医学書院, 2018

[4] Nudo R J：Neural Substrates for the Effects of Rehabilitative Training on Motor Recovery After Ischemic Infarct, 1995

[5] Plautz E J, et al：Effects of repetitive motor training on movement representations in adult squirrel monkeys：role of use versus learning. Neurobiol Learn Mem 74（1）：27-55, 2000

[6] 新見昌央, 他：大脳可塑性と脳卒中リハビリテーション. 慈恵医大誌 127：151-167, 2012

[7] 吉尾雅春（総監修）：極める！　脳卒中リハビリテーション必須スキル. p 164, GENE, 2016

[8] 本間研一（監修）：標準生理学 第 9 版. p 371, 医学書院, 2019

[9] Ishida A, et al：Causal link between the cortico-rubral pathway and functional recovery through forced impaired limb use in rats with stroke. J Neurosci. 36（2）：455-467, 2016

[10] Yoo J S, et al:Characteristics of injury of the corticospinal tract and corticoreticular pathwayin hemiparetic patients with putaminal hemorrhage. BMC neurology 14（1）：121, 2014

[11] 久保田競：運動前野の虚血性梗死のあとの運動前野による代行性機能回復について. ボバースジャーナル 35（1）：68-77, 2012

[12] 高草木薫：大脳基底核による運動制御. 臨床神経学 49（6）：325-334, 2009

[13] Andrews A W, et al：Distribution of muscle strength impairments following stroke. Clin Rehabil 14：79-87, 2000

[14] Noskin O, et al：Ipsilateral motor dysfunction from unilateral stroke：Implications for the functional neuroanatomy of hemiparesis. J Neurol Neurosurg Psychiatry 79：401-406, 2008

[15] Seitz R J, et al：The role of diaschisis in stroke recovery. Stroke 30：1844-1850, 1999

[16] 鹿島春雄, 他：認知リハビリテーション. p 17, 医学書院, 1999

[17] 鮎澤聡, 他：ニューロモデュレーションの現状と展望. 脳外誌 26（12）：864-872, 2017

[18] Carrera E, et al：Diaschisis：past, present, future. Brain 137（9）：2408-2422, 2014

[19] Avanzino L, et al：Use-dependent hemispheres balance. J Neurosci 31：3423-3428, 2011

[20] 井上勲：運動機能回復を目的とした脳卒中リハビリテーションの脳科学を根拠とする理論とその実際. 相澤病院医学雑誌 8：1-11, 2010

索 引